2,50 GSa
Mu6

Jim PathFinder Ewing

Pflanzen und Tiere mit geistigen Kräften heilen

W0467814

Jim PathFinder Ewing

Pflanzen und Tiere mit geistigen Kräften heilen

Ein Ratgeber für die tägliche Praxis

tb
AQUAMARIN

1. Auflage 2009
© Aquamarin Verlag GmbH
Voglherd 1 • D-85567 Grafing
www.aquamarin-verlag.de

Titel der Originalausgabe: Finding Sanctuary in Nature
© 2007 Findhorn Press, Forres, Schottland
Übersetzung aus dem Englischen: Sabine Weeke
Satz: Sebastian Carl
Umschlag: Damian Keenan
Druck: Bercker • Kevelaer

ISBN 978-3-89427-515-0

Inhalt

Für die Pflanzen- und Tiervölker
von Mutter Erde,
die unsere Welt als Kinder
des Himmels und der Erde teilen.

Im großen Mandala der Erde
gibt es viele Wesen,
solche, die wir sehen, und solche, die wir nicht sehen,
solche, die wir kennen, und solche, die wir nicht kennen.
Doch unter ihnen sind wir
Kinder des Himmels und der Erde,
unsere Füße Gebete, unsere Worte Geflüster,
eins mit allen.

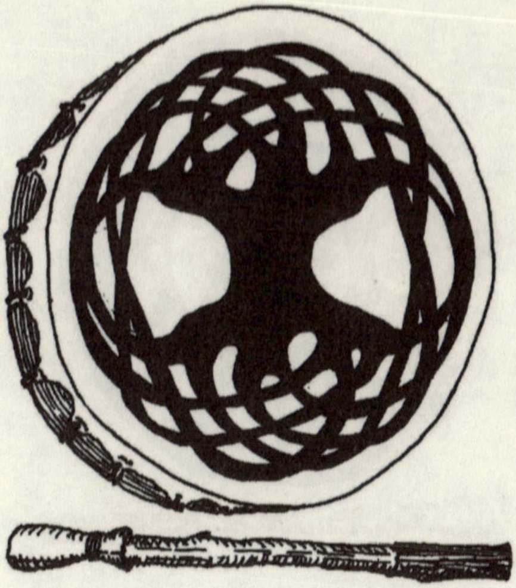

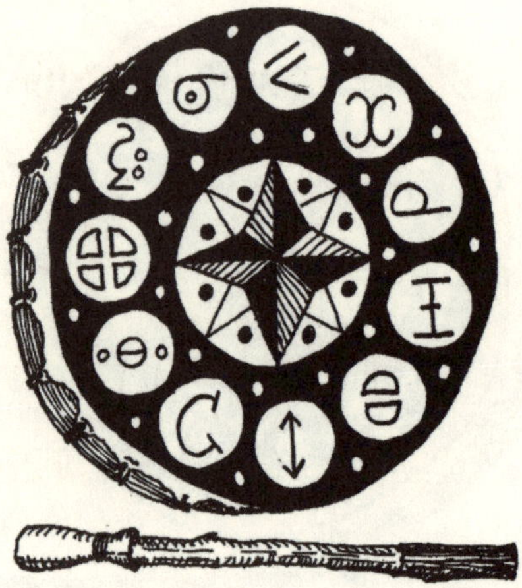

Vorwort

Die Pflanzen- und Tiervölker

Der Indianer zieht den sanften Klang des Windes vor,
der über die Oberfläche des Sees streicht,
den Geruch des Windes selbst, durch einen mittäglichen
Regenguss gereinigt...
Die Luft ist dem roten Mann kostbar,
denn alle Dinge sind vom gleichen Atem –
die Tiere, die Bäume, der Mensch.

CHIEF SEATTLE

SUQUAMISH 1786-1866

Traditionell eingestellte Indianer sprechen von den Pflanzen- und Tiervölkern, weil es den Pflanzen und Tieren Respekt erweist, wenn ihre Souveränität anerkannt wird. Jede Pflanze, jedes Tier hat sein eigenes Wesen, sein eigenes Leben und seinen eigenen Lebenszweck im Schöpfungsentwurf; es wird vom Schöpfer geliebt und trägt den Schöpfer, den Lebensfunken oder die 'gute Medizin', die dies hervorruft, in sich. Die Klassen der Pflanzen und Tiere haben alle ihre Rechte und Verantwortlichkeiten, ihre Gründe für das Sein und ihre Daseinsberechtigung. Dieses Verständnis der Natur unterscheidet sich sehr von der westlichen Sicht der Dinge, wo wir vom Menschen im Vergleich zur Natur oder 'der

Umgebung' sprechen, als ob dies etwas von uns Getrenntes wäre.

In einer harmonischen Sicht der Welt haben wir keine 'Herrschaft' über Pflanzen und Tiere; wir leben mit ihnen. Wir sind mit ihnen verwandt und ehren und respektieren die Heiligkeit ihrer Leben und ihres Seins, so wie wir unser Leben und unser Sein ehren. Wir erkennen an, dass wir ohne sie – für unsere Nahrung, Obdach, Kleidung oder Medizin – auf dieser Erde nicht leben können und verlieren diese wichtige Beziehung niemals aus den Augen, insbesondere dann nicht, wenn wir sie töten müssen. Wir sind alle Kinder des Himmels und der Erde; es vermindert unser eigenes heiliges Wesen, wenn wir diese Tatsache aus den Augen verlieren.

Es ist das Erforschen dieser Heiligkeit, das uns lehrt, zu heilen, ganz zu machen und in die Harmonie zu bringen – das ist die Basis des Heilens. Wenn wir lernen, mit den Pflanzen- und Tiervölkern in Harmonie zu leben, im Dialog, wo jeder von uns gibt und nimmt, dann finden wir das Ganzsein, finden wir Heilung. Diesen Dialog zu führen, diese Verbindung zu knüpfen, um einen Weg des Gleichgewichts und der Harmonie zu finden, das ist der Zweck dieses Buches. Wir haben viel zu lernen, sowohl von den Pflanzen- und Tiervölkern als auch von den Völkern, die vor uns da waren.

Die Pflanzen und Tiere der Erde geben reichlich von sich, so dass wir leben können. Wenn du es lernst, mit den Pflanzen und Tieren in einen Dialog zu treten, wirst du finden, dass es ihnen nichts ausmacht, sich zu opfern, damit wir essen können oder Obdach und Kleidung haben. Wir müssen sie nur verantwortungsvoll und mit Respekt behandeln, damit auch sie weiterhin gedeihen können. Im Gleichgewicht der Natur tun sie das Gleiche. Dies ist alles Teil der Chancen und Wahlmöglichkeiten des Überlebens, die eine unter

Berücksichtigung aller Optionen gegen die andere abzuwägen. Wir können viel von den Urvölkern lernen, die vor uns über diese gleiche Erde gegangen sind und die gleiche Luft geatmet haben, insbesondere in ihren Beziehungen zu Pflanzen und Tieren. In der indianischen Tradition danken wir den Pflanzen oder Tieren – mit von Herzen kommenden Dankesgebeten – für ihr Opfer, wenn wir sie als Nahrung zu uns nehmen. Diese Handlung des Danksagens segnet das Essen auf energetische Art und Weise, so dass es *eins* mit uns wird, für Gesundheit und Wachstum sorgt und uns nährt.[1]

Diese ehrerbietige Haltung und Lebensweise im Gleichgewicht und in Harmonie mit den Pflanzen- und Tiervölkern wird *Leben im angemessenen Verhältnis* genannt und ist heute unerlässlich, wenn wir den Planeten erhalten wollen. Die indianischen Völker und andere eingeborene Kulturen in der Welt liefern uns sowohl spirituelle als auch praktische Lektionen zum *Leben im angemessenen Verhältnis*.

Ein praktisches Beispiel: Als die ersten Europäer nach Amerika kamen, waren sie von den parkähnlichen Qualitäten der Wälder überrascht. Die Indianer betrieben routinemäßig ein kontrolliertes Abbrennen von Bereichen, um das Unterholz niedrig zu halten und die verheerenden Waldfeuer durch totes Holz zu verhindern, die Tiere töten und Dörfer zerstören würden. Auch Wiesen und Felder hielten sie durch Abbrennen offen; allerdings betrieben sie keine Brandrodung wie die Europäer, sondern verwendeten einen Prozess, der „slash and char" genannt wird. Sie verbrannten die Vegetation nicht völlig, sondern versengten sie, um Holzkohle daraus zu machen, mischten diese dann in die Erde und schufen damit *terra preta* (portugiesisch: *schwarze Erde*), wie sie in ganz Amerika genannt wird. In diesem Prozess wurden Feuer verwendet, die mit niedriger Intensität brennen – angeblich erzeugten sie so wenig Hitze, dass man durch sie hindurchgehen konnte. Dieses verbesserte die Erde und sorgte für eine effizientere Nutzung des Kohlenstoffs in den Pflanzen. Das Ergebnis dieses sorgfältig kultivierten Verfeuerns von geringer Biomasse war, dass in der Erde mehr für die Pflanzen verfügbares Phosphor, Kalzium, Schwefel und Nitrogen zurückblieb, oft mit reichhaltigen, fruchtbaren schwarzen Erdlagen, die bis zu knapp zwei Metern tief waren. Außerdem fügten sie Knochen von Schildkröten, Fischen und Tieren hinzu und schufen damit fruchtbaren Humus. Moderne konventionelle Anbaumethoden zerstören hingegen den Humus, so dass er ständig ersetzt und mit Chemikalien verbessert werden muss. Auch entließ das Verfahren der Indianer weniger Kohlenstoff in die Atmosphäre, einer der Hauptgründe für unseren derzeitigen Klimawandel.[2]

Hinzu kommt, dass Indianer bemerkenswerte Bio-Ingenieure waren. Ihr bekanntestes Naturprodukt – Mais – gab es nur in Amerika; nirgendwo auf der Erde fand sich Vergleichbares. Agrarwissenschaftler sind erstaunt, dass die eingeborenen Völker Amerikas Mais kultivieren konnten, denn in seiner ursprünglichen Form war es eine relativ seltene Bergpflanze mit kleiner Frucht und harter Hülse, deren Entwicklung besonderes Wissen und Geduld erforderte. Indianer waren auch erfahrene Ernährungswissenschaftler: Mais sorgte in Verbindung mit Kürbis und Bohnen für eine vollwertige ausgewogene Diät, die den Ernährungsstandards der Europäer um Jahrhunderte voraus war.[3]

Agrarwissenschaftler haben festgestellt, dass es mindestens fünfzigtausend mögliche Maisarten gibt, mit Hunderten von Sorten, wenn sie kultiviert werden: Vom handgroßen Maiskolben einer einzigen Farbe bis hin zum 60 cm großen, mehrfarbigen Maiskolben, jede mit anderer Verwendung und Zubereitungsmethode.

Mit dem Mais entwickelte sich die indianische Anpflanzungsform der *milpa*, dem Stück Land, das für jede Stammkultur vorbereitet wurde. Die „Drei Schwestern" – Mais, Bohnen und Kürbis – wurden so gepflanzt, dass die Stangenbohnen den Maisstängeln entlang zum Sonnenlicht hinaufwachsen und die Hülsenfrüchtler gleichzeitig die Erde mit Nitrogen anreichern konnten.[4]

Auf diese Art und Weise wurden Felder niemals unfruchtbar, auch bei andauerndem Anbau auf den gleichen Feldern über Jahrhunderte hinweg; die Erträge pro Morgen nahmen bei derartiger Benutzung der Felder sogar zu. Als die ersten Europäer Mais exportierten, folgten diejenigen, die ihn anbauten, nicht der *milpa*-Methode; sie konnten sich damit zwar ernähren, erhielten jedoch nicht die ausgewogene Diät, die gemeinsam mit Kürbis und Bohnen entstand, was zu Pellagra und zu unfruchtbaren Feldern führte.

Diese kurzsichtige landwirtschaftliche Praxis setzt sich heute mit beschleunigter Geschwindigkeit fort. Amerikanische Konzerne exportieren nur eine Handvoll von Maissamen: Kreuzungen, die nur einen Typ, eine Größe und eine Farbe produzieren und die chemische Unterstützung von Kunstdüngern, Fungiziden und Pestiziden während der gesamten Anbauperiode benötigen. Die Kreuzungen können sich nicht fortpflanzen und müssen daher jedes Jahr vom Hersteller neu bestellt werden. Diese unnatürlichen Monokulturen sind äußerst anfällig und besitzen keine natürliche Immunität gegenüber Insekten oder Krankheitserregern. Aus diesem Grund benötigen sie immer stärkeren (giftigeren!) chemischen Schutz, der den Boden weiterhin schwächt und Luft und Wasser verschmutzt. Dies bringt das Ökosystem in einem Domino- Effekt auf eine Art und Weise durcheinander, die viel zu komplex und weitreichend ist, als dass Wissenschaftler sie vorhersagen könnten. Es gibt buchstäblich weder in der Erhaltung des Bodens noch in der natürlichen Fortpflanzung der Arten Saatkorn für zukünftige Generationen.

Wir aus dem Westen haben nicht wirklich weiterentwickelt, was die Vorfahren dieses Landes gelehrt haben. Wir haben einen anderen Weg gewählt und nennen ihn *Fortschritt*. Wir beginnen jedoch zu verstehen, dass wir uns wieder mit den Pflanzen- und Tiervölkern verbinden müssen – für uns selbst, für unsere Welt und für zukünftige Generationen. Hier ist der Punkt, wo sich das Praktische mit dem Spirituellen verbindet. Indianer sahen keine Trennung der materiellen und der spirituellen Welten. Tatsächlich entspringt in der indianischen Tradition die körperliche Welt der spirituellen; die spirituelle Welt ist in der Tat *realer* als die *reale Welt* – ein gewaltiger Sprung von der modernen Sicht der Welt. Dies ist wahrscheinlich die größte Lektion, die wir lernen können: Die Völker der Erde – Pflanzen, Tiere und Menschen – durch die Entwicklung angemessener Beziehungen zueinander zusammenzubringen.

Während die Wissenschaft – die die körperliche Form von der spirituellen trennt – die Erträge pro Morgen wesentlich erhöht hat, haben wir dafür einen Preis gezahlt, in unseren spirituellen Beziehungen zum Boden, zu den Pflanzen- und Tiervölkern, zu unserem Planeten und zu uns selbst. Wir leben in einer Welt, die aus dem Gleichgewicht geraten ist, und dies muss jetzt verändert werden, wenn wir überleben wollen. Der unausgeglichene Zustand der Welt kann als Spiegel unserer eigenen Abtrennung von der Natur gesehen werden, und der Wandel muss von innen kommen. Er beginnt damit, dass wir sowohl als Einzelpersonen als auch als Kulturvölker im Gleichgewicht mit all unseren Verwandten leben und uns selbst, unsere Verwandten der Pflanzen- und Tierwelt und die Erde als solche respektieren.

Das moderne Leben ist dem Leben im Gleichgewicht mit den Pflanzenvölkern nicht wirklich abgeneigt. Ganz im Gegenteil! Indianer haben uns gezeigt, dass die Technologie des nachhaltigen Lebens durch das Ehren der Erde und der Pflanzenvölker eine effiziente, wissenschaftlich zulässige Lebensweise sein kann, die körperliche, spirituelle, emotionale und psychologische Vorteile hat. Menschen fühlen nämlich ihren Verlust der Verbindung mit der Natur. Der mit dem Pulitzer Preis ausgezeichnete Autor und Harvard-Biologe Edward O. Wilson prägte 1984 den Ausdruck „Biophilia" als Titel eines gleichnamigen Buches.[5] Er argumentierte, dass dieses Gefühl des Verlustes der „Verbindungen, die Menschen unbewusst mit dem Rest des Lebens suchen", durch ein über Jahrtausende kultiviertes biologisches Bedürfnis bestimmt wird, das nicht nur eine körperliche, sondern auch eine psychologische und spirituelle Bindung darstellt. Diese Hypothese wurde 2001 von einem Artikel im *American Journal of Preventive Medicine* unterstützt. Der Autor Howard Frumkin, ein Privatdozent und Vorsitzender von „Gesundheit in Umwelt und Beruf" an der Emory University, zitierte Studien in Bezug auf Gesundheit und Nähe zu Pflanzen und Tieren – selbst wenn die Nähe nur das Fenster einer Gefängniszelle war, das auf ein Feld hinausging.[6] Das Bedürfnis nach Einheit – nach spiritueller und körperlicher Verbindung – zu allen Wesen ist spezifisch für das menschliche Dasein.

Unsere Vorfahren zeigten uns, dass eine angemessene Beziehung eine Symbiose aus Respekt für das Land, die Menschen und alle Wesen ist, so wie es in den körperlichen und spirituellen Welten demonstriert wird, denn sie sind eins. Um der Erde heute Gleichgewicht zu bringen, wird eine angemessene Beziehung zwischen den Menschen-, Pflanzen- und Tiervölkern dringend benötigt. Jeder von uns kann helfen, dieses Bedürfnis zu erfüllen, indem er/sie die Notwendigkeit für Wandel erkennt und Organisationen und Aktivitäten unterstützt, die nachhaltige Agrarwirtschaft fördern, ebenso wie durch das Ablehnen (soweit möglich) von moderner Lebensmittelverarbeitung, welche die Beziehung zwischen Pflanzen, Tieren und Menschen entseelt und unseren Planeten ausplündert.[7]

Auf einer persönlicheren Ebene: Höre auf deinen Körper. Er fühlt den Verlust durch mangelndes Wohlbefinden, körperliches Ungleichgewicht und Stress, verursacht durch Pestizide, Chemikalien, hinzugefügte Hormone und gentechnisch manipulierte Pflanzenarten, die nicht zu unseren Körpern 'sprechen' und einen heilenden Dialog führen. Wie sorgfältig und andächtig wir unseren inneren Raum für Heilung, Gleichgewicht, Ganzheit und Schönheit auch kultivieren, wenn wir keine persönliche Verantwortung für unser Verhalten in der Außenwelt übernehmen, mit Respekt und sogar Opfern, dann werden alle unsere Anstrengungen nichts nützen. Wir alle haben eine Rolle im Heiligen Ring des Lebens zu spielen.

Wir müssen unsere Horizonte als Menschen – als Stamm der Fünffinger – erweitern, damit wir uns mit den anderen Wesen der Erde zusammentun können, um zu retten, was wir haben, und dabei unsere wissenschaftlichen und moralistischen Ansichten und Glaubensätze der linken Gehirnhälfte ausgleichen. Auch wenn wir in Dingen der Wissenschaft sehr umfassend als Namensgeber auftreten, indem wir Dinge benennen, so funktioniert die reale Welt doch anders, als wir sie beschreiben könnten. Pflanzen und Tiere existieren in einer Welt, die eng mit der Natur verknüpft ist und nicht von ihr getrennt werden kann. Das Denken der linken Gehirnhälfte trennt uns von der realen Welt – der wirklich realen Welt, die sowohl die spirituellen als auch die körperlichen Qualitäten aller Dinge umfasst. Keine Pflanze und kein Tier denkt:

„Ich bin von Gott getrennt" oder existiert oder verhält sich so. Alles auf Erden, ob Mensch, Stein oder Vogel, trägt das Licht des Schöpfers in sich. Den Schöpfer nicht anzunehmen bedeutet, das Selbst nicht anzunehmen; und nicht nur das Selbst, sondern das, was beseelt, was schöpft, das Leben als solches. Aus der traditionellen indianischen Perspektive töten wir die Welt bereits durch das westliche Denken. In unseren Augen ist die Welt leblos und wird daher nicht beweint, wenn Leben zerstört wird, mit der Argumentation: „Sie ist von uns getrennt, warum sollte es uns etwas ausmachen?"

Wir sind untrennbar mit Allem Was Ist und allen Wesen verbunden. Wir müssen lernen zuzuhören, zu sehen, zu sein. Diesen Weg, die rechte Gehirnhälfte – die weibliche Kraft – vortreten zu lassen, ist eine östliche Denkweise, ebenso wie die Dominanz des Männlichen – der rationale Weg – aus dem Westen kommt. Obwohl dieser mächtig und gut für das Erschaffen von Technologie ist, hat die westliche Denkweise ihre Grenzen in Sachen des Geistes; mit dem scheinbaren Kampf um die Seele des Planeten zwischen Christentum und Islam wird sie noch begrenzter. Beide Religionen sind *westlich*, da beide von der Judäischen Tradition abstammen. Beides sind patriarchalische Anwendungen der linken Gehirnhälfte auf etwas, das die rechte Gehirnhälfte tut: Mit dem Schöpfer sprechen. Diese Kluft mag zu groß erscheinen, um sie zu überqueren oder gar einen Weg zu finden, sie zu vereinen, während unsere Welt entlang eines Pfades der Zerstörung kämpft. Doch die ganze Zeit über hat uns ein Zugang mit starken Traditionen, großen Einsichten und unglaublicher Kraft offen gestanden, der die so verschiedenen Wege des Denkens vereinen kann – die indianische Spiritualität. Der verstorbene Mad Bear Anderson, ein Medizinmann der Irokesen, erkannte diese Sehnsucht in den siebziger Jahren des letzten Jahrhunderts und sah die wesentliche Rolle, die der amerikanische Indianer beim Erschaffen einer neuen und besseren Welt spielen könnte. Er sagte: „Die östlichen Religionen repräsentieren Spiritualität, die nach innen schaut. Die westlichen Religionen repräsentieren Spiritualität, die dazu neigt, nach außen zu schauen. Wir sind das Volk, dessen Spiritualität sich in der Mitte bewegt. Wir stehen für das Heilige der Natur, für die geheiligten Wege von Mutter Erde. Daher können wir Vermittler zwischen Ost und West sein, indem wir die anderen daran erinnern, dass die Natur heilig und voll des Großen Geistes ist."[8]

In allem geht es darum, hören zu lernen, was uns die Pflanzen- und Tiervölker, die diese Erde mit uns teilen, übermitteln. Es geht darum, sehen zu lernen, wie die unsichtbare Welt des Geistes unsere körperliche Welt durchdringt, und achtsam zu sein gegenüber dem Geist in allem, was wir glauben, denken und tun.

Durch das Heilen der Pflanzen und Tiere heilen wir uns selbst. Beginnen wir.

Über dieses Buch

Dies ist das dritte Buch in einer Reihe von Büchern zum Umwelt-Schamanismus. Ein Weg, Schamanismus zu praktizieren, der uns mit unserer Umgebung und in der Tat mit der gesamten Schöpfung vereint. Jedes Buch ist ein Stück Heilung, Gesundheit und Ganzheit, das auf die Welt angewendet wird. Der erste Band – *Kraftplätze finden und schützen: In Verbindung mit der Erde neue Lebensenergien erschließen* (Aquamarin Verlag, 2008) – beschäftigt sich damit, wie man Orte energetisch reinigt oder einsegnet, so dass sie mit ihrem höchsten spirituellen Ausdruck verbunden sind. Das zweite Buch – *Heilende Energien von Kraft-*

plätzen und heiligen Orten (Aquamarin Verlag, 2008) – stellt Zeremonien dar, die zu Heilung, Gesundheit und Ganzheit führen können und den Einzelnen mit den Mächten des Universums für persönliches Wachstum und Entwicklung vereinen. Dieses Buch geht noch einen Schritt weiter, indem es Prinzipien der Heilung lehrt, die auf unsere Brüder und Schwestern der Pflanzen- und Tierreiche angewendet werden können. Außerdem zeigt es, wie man von ihnen lernen kann, damit unsere kränkelnde Welt weiter entwickelt und belebt, ins Gleichgewicht gebracht und heil gemacht wird.

Durch das Heilen von Pflanzen und Tieren heilen wir tatsächlich unsere Welt und uns selbst, denn die Welt ist ein Kreis. Alles ist miteinander verbunden. Nur dann werden wir die für uns bestimmte Nische füllen, unseren einzigartigen Platz im Heiligen Kreis des Lebens, wenn wir dies erkennen.

Dieses Buch behandelt nicht nur das Wie und Warum von Pflanzen und Tieren, sondern unsere Rolle als Helfer und Heiler, als Erdenbürger, die wir ebenso untrennbar mit ihnen in dieser Gemeinschaft der Völker verbunden sind und eine einzigartige und lebenswichtige Rolle zu spielen haben.

Wir teilen unsere Welt mit den Pflanzen- und Tiervölkern, doch wir verstehen sie nicht wirklich. Wir haben Pflanzen um unsere Häuser herum, die wir lieben, Baumgruppen, die wir genießen, Gärten, sogar kleine Pflanzen, die unsere Räume und Schreibtische zieren, doch kennen wir sie wirklich? Wissen wir, wer sie sind, warum sie da sind und was sie uns zu zeigen haben? Wir teilen diese Welt auch mit Tieren, die wir über alles lieben: Haustiere, die uns Freude bereiten; Tiere, die wir im Fernsehen schätzen, in Zoos, auf dem Land und in den Bäumen um uns herum. Doch wissen wir, wer sie sind, warum sie da sind und was sie uns zu zeigen haben? In unserer modernen Kultur kennen oder respektieren wir diese Wesen, die unsere Welt teilen, nicht. Wenn sie krank werden, wie helfen wir ihnen? Wie können wir das heilen, was wir nicht kennen?

Dieses Buch ist den Pflanzen und Tieren gewidmet, die unser Leben mit ihrer Anwesenheit beehren, den Wesen, die diese Welt mit uns teilen. Beim spirituellen Heilen macht es keinen Unterschied, ob jemand nahe ist oder fern. Wir befinden uns immer in der Entfernung von Pflanzen und Tieren, wenn wir sie nicht verstehen; und sie sind uns immer nahe und wir können ihnen helfen und sie heilen, ebenso wie sie uns helfen und heilen können, wenn wir sie und die Natur des wahren Heilens verstehen. Das ist das wahre spirituelle Heilen, das alle Grenzen von Zeit und Raum überwindet.

Zur Einführung

In der Theorie ist das Heilen von Pflanzen und Tieren ganz einfach. Es ist die tatsächliche Anwendung, die Arbeit, die schwierig sein kann, denn sie verlangt, dass wir unseren Blick auf die Welt verändern, sie verstehen, unseren Platz in ihr und was unsere Welt ausmacht – und dann diese gewandelte Weltsicht aktiv leben.

Es gibt drei Prinzipien, die diese einfache Art des Heilens ausmachen, und die wir erlernen müssen:

Das Zuhören
Das Lernen
Das Sein

Diese Prinzipien ziehen sich durch das ganze Buch. Gemeinsam sind sie das Geheimnis für das Heilen von Pflanzen und Tieren, nah und fern, und tatsächlich auch für das Heilen der Erde und unserer selbst.

Dieses Buch bietet Informationen zu den notwendigen Prinzipien, Werkzeugen und Techniken, mit denen du dir die heilenden Kräfte für Pflanzen und Tiere zunutze machen kannst. Es ist in vier Kapitel unterteilt: Das erste beschreibt unsere Rolle in der Welt als Individuen; das zweite unsere Beziehung zu Pflanzen und Tieren und wie wir ihnen zuhören und sie heilen können; das dritte unsere spirituelle Verbindung mit ihnen und wie wir sie durch schamanische Reisen verstärken können; und das vierte erläutert mit Anwendungen, wie wir im Gleichgewicht zwischen den Welten und in der Welt gehen können.

Ebenfalls enthalten sind Erläuterungen und Übungen, um die Fähigkeiten für das Kommunizieren mit den Pflanzen und Tiervölkern zu entwickeln; um die Lektionen, die sie uns zu lehren haben, zu verstehen; um uns zu helfen, sie zu heilen, und anderes. Allen Leserinnen und Lesern wird empfohlen, ein Notizbuch für ihre eigenen Beobachtungen zu führen; dies kann sich als nützlich für das Entdecken neuer Zugänge zur Erforschung des eigenen Innenlebens erweisen. Einträge meines eigenen Notizbuches sind als Beispiele beigefügt.

Die ersten drei Kapitel dieses Buches schließen jeweils mit einer kurzen Zusammenfassung der wichtigsten Punkte, die einen einfachen Zugriff auf einen Blick erlauben. Eingeschlossen sind wichtige Suchbegriffe für das Internet, wo weiteres Material zu verwandten Themen zu finden ist. Das vierte Kapitel bietet Anwendungen und Lektionen, welche die in den ersten drei Kapiteln erläuterten Prinzipien, Werkzeuge und Techniken einsetzen. Das Buch schließt mit einem Glossar von Begriffen, die spezifisch für die Heilungsarbeit sind. Zusätzlich dazu bietet auch die Website

„Healing the Earth/Ourselves“ unter http://www.blueskywaters.com Bücher, CDs, Werkzeuge und zusätzliches Lesematerial, das auf dem Postwege oder per E-Mail bestellt werden kann, ebenso wie eine Übersicht regelmäßig stattfindender Kurse und Workshops.

Wenn du die Informationen auf diesen Seiten aufnimmst und die beschriebenen Techniken praktizierst, so wird sich dein inneres Leben und die Sicht auf die Welt um dich herum verändern. Du wirst wahrscheinlich Heilung und Frieden auf vielen Ebenen erfahren, und auch die Liebe und die Freude, die daher rührt, diese Geschenke anderen und der Erde zu geben.

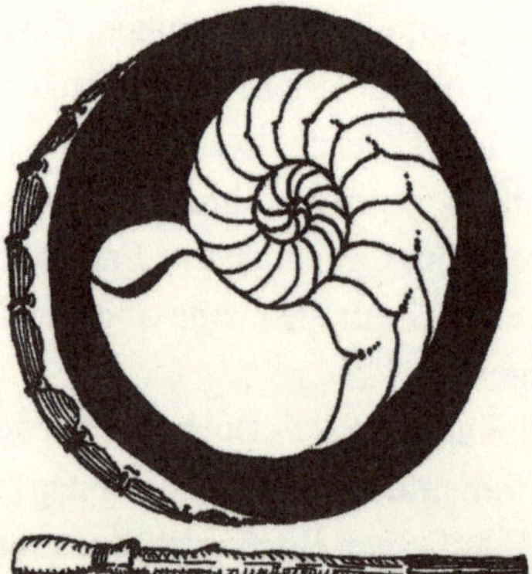

KAPITEL 1
Naturgesetze der Heilung

Der erste Friede, der wichtigste, ist jener, welcher in den Seelen der Menschen aufkommt, wenn sie ihre Beziehung, ihr Einssein mit dem Universum und all seinen Mächten, wahrnehmen, und wenn sie wahrnehmen, dass im Zentrum des Universums der Große Geist weilt, und dass dieses Zentrum wirklich überall ist, es liegt in jedem von uns.

BLACK ELK
OGLALA SIOUX 1863-1950

Die Alten sagen, dass der beste Platz zum Beginnen der Anfang ist. Dies ist sehr wahr, denn was die Heilung anbetrifft, gleichgültig ob es sich um Pflanzen, Tiere oder andere Wesen handelt, so müssen wir zunächst definieren, was wir unter Heilung verstehen. Zunächst einmal muss man Heilen vom Kurieren unterscheiden. Wenn jemand eine Krankheit hat und zum Arzt geht, wird dieser das Leiden diagnostizieren und einen bestimmten Behandlungsverlauf erwarten, der Bettruhe und Medikamente für das Nachlassen der Symptome beinhalten mag. Nach einer Weile geht es dem Menschen besser. Doch hat der Arzt die Krankheit geheilt? Natürlich nicht. Der Arzt hat die Symptome betrachtet und daraus geschlossen, dass der Patient an einer bestimmten Krankheit leidet. Sobald die Diagnose feststand, wurden einige Handlungen, die sich bislang als hilfreich bei der Linderung der Symptome erwiesen haben, vorgeschlagen, und es blieb dem Patienten überlassen, den Anweisungen des Arztes zu folgen, bis er oder sie geheilt war. Doch hat der Arzt den Patienten geheilt?

Der Patient hat sich selbst geheilt. Trotz der westlichen Vorstellung, dass Ärzte Patienten heilen oder kurieren, wird niemand jemals von einem Doktor geheilt oder kuriert. Ein Arzt mag die Heilungsbedingungen verbessern, beispielsweise durch das Reinigen einer Wunde, das Richten eines Knochenbruchs oder sogar durch eine Operation, um krankes Gewebe zu entfernen. **Doch tatsächlich heilen wir uns selbst**. Das Heilungswunder tragen wir alle in uns, es kommt nicht von außen. Wie Menschen heilen, ist heute ebenso ein Geheimnis, wie es die ganze Menschheitsgeschichte hindurch gewesen ist. Wir stützen unseren Glauben in die Überlegenheit der modernen Medizin durch die Annahme, dass ein Arzt oder eine Wunderdroge oder ein anderes Allheilmittel alle unsere Krankheiten heilen wird und wir unsere persönliche Verantwortung für die Heilung einer äußeren Macht übertragen können: Einem Arzt, einem Medikament oder der modernen Wissenschaft. Doch die Tatsache bleibt bestehen, dass unsere individuelle Gesundheit, wie die aller Wesen, dem Wesen selbst innewohnt, ihm eingeboren ist. In schamanischer Terminologie kann Gesundheit gesehen werden als im Gleichgewicht sein, sich wohl fühlen, sich in der Harmonie befinden; und Un-Wohlsein oder Krankheit als Zustand, in dem wir aus dem Gleichgewicht geraten oder nicht mehr in der Harmonie sind. Unsere eigenen Worte sprechen in Bezug auf den Stand unseres Wohlbefindens oder Un-Wohlseins für sich. Wir werden nicht durch unsere Herausforderungen geformt, doch Erkrankungen sind Ereignisse, Handlungen oder Zustände, denen wir gegenüberstehen. So haben Schamanen durch die Jahrhunderte hinweg Gesundheit und Heilung betrachtet: Als ständigen Kampf zwischen äußeren und inneren Kräften und dem Gleichgewicht, der Harmonie oder der Ganzheit des Wesens. Die Essenz des Friedens selbst ist eine aktive Kraft und insofern lebendig, als es eine Kraft um uns herum wie auch in uns ist, wenn wir sie nur sehen und würdigen würden. Frieden ist die Macht des Gleichgewichts und der Harmonie als Kraft.

Dies bedeutet nicht, dass die moderne Wissenschaft nicht wahrhaftig wunderbar ist. Menschen leben gesünder und länger und heilen schneller durch erstaunliche Fortschritte der modernen Medizin. Selbst die ältesten Praxen werden heute von Heilern betrieben, die denjenigen, die zu ihnen kommen, bereitwillig raten: Gehe zunächst zu einem Arzt, und dann werden wir sehen, was wir tun können, um dir bei der Heilung zu helfen. Die Rolle der komplementären, alternativen Medizin ist in ihrem Namen erklärt: Ergänzend, neben der westlichen Medizin, und alternativ, das heißt ein anderer Weg, der hilfreich ist, nicht jedoch gegen etwas ankämpft oder widersprüchlich ist. Wenn ich vom Baum falle und mir einen Knochen breche, will ich einen Arzt – und zwar schnell –, um ihn zu richten, Medikamente zu verschreiben, die Entzündungen verhindern und vielleicht sogar zu operieren, wenn dies notwendig ist, um die Knochen richtig auszurichten und zusammenzuhalten. Doch dies hält weder mich noch jemanden, der an einem Trauma oder selbst an einer chronischen Behinderung leidet, davon ab, Hilfe zu suchen, die über das, was ironischerweise *traditionelle Medizin* genannt wird, hinausgeht. Schamanen, Medizinmänner, östliche und westliche Heiler haben über Zehntausende von Jahren Medizin praktiziert, lange vor Hippokrates. In ihrer Praxis sind sie der Maxime gefolgt: Patient, heile dich selbst. Wir sind alle für unsere eigene

Gesundheit zuständig, für eigenes Ganzsein, unsere Harmonie und unser Gleichgewicht. Diese Verantwortung kann nicht auf einen Arzt oder eine pharmazeutische Firma übertragen werden. Wir tragen unsere Gesundheit, eben wie wir in der indianischen Tradition unsere Medizin – das, was uns zu dem oder der macht, die wir sind – die ganze Zeit mit uns. Wir tragen sie, wohin wir auch gehen. Wie lässt sich nun dies – unsere Medizin – auf das Heilen von Pflanzen und Tieren anwenden?

Wir sind alle eins. Wir sind die Welt

Die Physiker sagen, dass eine trillionste Sekunde nach Entstehung des Universums alles das, was war und jemals sein würde, die Größe einer Murmel hatte. Diese Murmel, die trotz ihres unmessbaren Gewichts der Größe nach in einer menschlichen Hand hätte gehalten werden können, hat sich nun im Radius zu 13,7 Billionen Lichtjahren ausgedehnt.[1]

Das Universum war zu Beginn das erste Medizinrad – ein mehrdimensionaler Kreis, der alles repräsentiert und alles umfasst – und es enthielt alles Vergangene, Gegenwärtige und Zukünftige.[2] Ebenso wie sich unsere Körper aus den Trümmern der Sterne und galaktischen Sternhaufen zusammensetzen, so gilt dies auch für die Erde und alle Wesen. Wenn du eine Handvoll Erde in deiner Hand hältst, so hältst du die wesentlichen Elemente eines menschlichen Körpers – der einzige Unterschied ist das Energiemuster, das es zusammenhält. Unsere Körper sind von Mutter Erde, wie die Körper aller Wesen auf der Erde; unsere Seelen sind vom Himmlischen Vater, wie die aller Wesen; daher sind wir Kinder des Himmels und der Erden. Alle Wesen sind unsere Verwandten. Wir teilen 96 % unserer DNS mit Schimpansen, 75 % mit Hunden,

33 % mit Narzissen.[3] Wenn du diese Handvoll Schmutz und Kies hältst – Staub zu Staub – , hältst du alle potenziellen Wesen auf Erden, alle unsere Verwandten.

Dieses Teilen oder Überlagern des genetischen Materials, das die Bausteine des Lebens bildet, ist eine althergebrachte Sicht auf die Welt, ohne die Quantifizierung oder Erklärung der DNS. Doch enthält sie einen weiter gefassten Rahmen, der vielleicht weniger rationaler Bewertung und Analyse unterworfen ist.

Erstens sind wir – wie uns die Wissenschaftler mitteilen – alle miteinander verwandt: Vogel, Baum, Stein, Blume, Hund oder Mensch.

Zweitens haben wir alle einen grundlegenden Platz im großen *Medizinrad der Welt*, oder dem Heiligen Lebensring, der alles umfasst, was unsere Welt ist.

Drittens besitzt die Welt eine Harmonie oder Stabilität, die ihr natürlicher Zustand ist. Dieser Prozess ist, wenn deutlich erkennbar, genau die Definition von Heilung und Ganzsein. Wenn beispielsweise ein Navajo-(*Dine*)-Medizinmann (*hataali*) zu jemandem zur Heilung gerufen wird, so schaut und fühlt er nach der Harmonie (*hozho*), die in der Person vorhanden sein muss; andererseits versucht er, das ans Licht zu bringen, was aus der Harmonie geraten ist, damit es gesehen, verstanden und entweder abgelehnt oder in Harmonie gebracht werden kann. Damit kann Heilung (*hozho*) wieder eintreten. Es ist ein Weg, das Un-Wohlsein wieder in Wohlsein, Harmonie, Gleichgewicht oder Schönheit zu bringen.

Wenn sich jemand in der Harmonie, dem Gleichgewicht oder der Schönheit befindet, dann ist man nicht nur mit sich selbst in Harmonie, Gleichgewicht und Schönheit, sondern auch mit dem natürlichen – oder idealen – Zustand von Harmonie, Gleichgewicht und Schönheit der Welt. Daher sind wir eins mit der Welt und allen

Wesen. Das Medizinrad der Welt deckt sich mit unserem eigenen einzigartigen Medizinrad, das unsere natürliche Daseinsweise darstellt. Da wir mit allen Dingen des Universums in vielen Dimensionen verbunden sind – genauso wie zu dem Zeitpunkt, als das Universum als jene Murmel in der Hand des Schöpfers begann, nur jetzt weiter ausgedehnt –, erschaffen wir im Mikrokosmos das Muster für den Makrokosmos, das Universum.

Andere wissenschaftliche Entdeckungen veranschaulichen dies: Unter anderem die Tatsache, dass Elektronen in der Zeit eines Augenblinzelns in und aus der Existenz fallen, sich vom Partikel zur Welle und zurückverwandeln, scheinbar von einem Platz zum anderen 'springen' können, und dass die Zeit selbst möglicherweise keinen geordneten Regeln folgt. Eine der faszinierendsten Erkenntnisse ist die, dass immer dann, wenn ein Element der Materie durcheinandergebracht oder verändert wird, ein identisches, davon entferntes Partikel ebenfalls verändert wird, selbst wenn es viele Lichtjahre oder ein halbes Universum entfernt ist. Vergiss Zeit oder Raum oder unnötige Behinderungen wie diese. Dies bedeutet, dass dann, wenn du ein Partikel von der Materie entfernst und beispielsweise zu einem sechzehn Millionen Kilometer entfernten Ort bringst und dann ein anderes Partikel anstößt, beide emporschnellen. Magie? Vielleicht. Doch dies ist das grundlegende Prinzip des Universums. Wie eingeborene Völker seit Jahrtausenden von Jahren wissen, sind alle Dinge verbunden. Um dies zu erklären, haben Wissenschaftler die Theorie aufgestellt, dass das Universum selbst als Hologramm funktionieren könnte. In einem Hologramm wird Information über jeden Bildpunkt durch das gesamte Hologramm verteilt, so dass jedes Teil des Hologramms Informationen über das gesamte Bild enthält. Mit anderen Worten, wenn wir ein winziges Stück eines

Hologramms ausschneiden, so könnte dieses bestimmte Stück ein vollständiges, identisches neues Hologramm schaffen. Wissenschaftler glauben, dass auf diese Weise – die „holonom“ genannt wird – auch das Gehirn Informationen speichert. Wir und all das, was wir wahrnehmen, sind im universellen Hologramm enthalten. Die Medizinräder, die wir schaffen, sind holonome Stücke, oder Räder innerhalb von Rädern, wo jedes Stück eine Blaupause der inneliegenden Gesamtheit enthält. Wie Wissenschaftler uns sagen, ist jedes Stück von Materie sowohl verbunden *mit* als auch beeinflusst *durch* andere Materie anderswo. Diese Verbindung geschieht durch feine Energiesysteme, die wir noch nicht messen können, die aber bewiesenermaßen existieren.

Ob von einem Medizinmann oder einem Physiker betrachtet, die Funktionsweise des Universums ist die gleiche: Alles ist Energie, Energiemuster, ob Partikel oder Welle oder feine Energie, die wir nicht messen können. Der Gedanke ist Energie. Die Absicht ist Energie. Bäume, Steine und Gras sind Energie. Gebete sind ebenfalls Energie. Wir alle sind Teil dieses holographischen Universums, und was wir tun, beeinflusst alles, selbst wenn wir unseren Handlungen, Gedanken- oder Verhaltensweisen nicht viel Beachtung schenken. Es ist alles ein Großes Mysterium, ein Begriff, mit dem die Indianer häufig Gott benennen.

Um dieses Große Mysterium durchdringen zu helfen, suchen wir die Hilfe von Mächten, die machtvoller als wir selbst sind. Wesen des Himmels und der Erde, Mächte des Universums, die uns helfen können, die Orte außerhalb von uns und in uns einzusegnen, um Harmonie, Gleichgewicht und Schönheit in uns und um uns herum hervorzurufen.[4] Wir können auch Zeremonien verwenden, um uns mit dem Schöpfer und allen Wesen, die uns bei unserer Suche helfen, zu verbinden.

Übung 1

Zeremonie des Medizinrads der Vier Richtungen

Eine wunderbare Zeremonie für das Verbinden mit dem Schöpfer, dem Großen Mysterium und den Mächten von Himmel und Erde ist das Ehren des Medizinrads der Vier Richtungen. Es bringt uns Macht und Zutrauen, verbindet uns mit allen Wesen – mit Mutter Erde – und schafft die Voraussetzungen für unsere persönliche Heilung und Entwicklung, ebenso wie es uns auch mit anderen verbindet, die weit entfernt sind. Diese Zeremonie kann zu jeder Zeit ausgeführt werden, ist jedoch sehr wirkungsvoll am Morgen, wenn man bei Sonnenaufgang in jeder Richtung Maismehl, Getreidepollen oder Tabakkörner als Geschenke für die Winde verteilt.

Osten. Augen öffnen, im Hier und Jetzt sein.

Wenn morgens die Sonne aufgeht, so ist dies das Versprechen eines neuen Tages. Jeder Tag ist ganz anders als jeder andere. Er ist neu. Es ist ein neuer Anfang, ein Potenzial, eine Geburt oder Wiedergeburt in eine neue Welt. Jeder Augenblick ist anders als ein anderer, er ist neu. Ein Sanskrit-Gedicht sagt alles:

„Gestern ist nur eine Erinnerung, morgen ist nur ein Traum. Die einzige Zeit, die etwas bedeutet, ist das Jetzt."

Dieses *Geschenk* ist das einzige Geschenk, das wir haben. Es ist ein großes Geschenk, das kostbarste Geschenk, das jeder von uns jemals bekommen wird. Wir müssen allen Ballast der Vergangenheit fallen lassen, um diesen Augenblick wirklich zu genießen und zu erfahren. Wenn wir über morgen nachdenken oder uns an Ereignisse der Vergangenheit erinnern, geben wir weder unsere

Energie dieser großen Macht noch sind wir in der Lage, den großen Segen, den uns diese Macht geben kann, zu empfangen. Diese *unoli* (Richtung, in Cherokee, wörtlich „Wind“) ist rot, eine Urkraft. Wir laden diese *unoli* in unseren Kreis ein und nehmen ihr Geschenk tief in uns auf. Wir danken dieser *unoli* dafür, dass sie anwesend ist.

Süden. Kraft, Einheit, Heilung anerkennen.

Wenn die Sonne am höchsten steht, fühlen wir ihre Kraft. Dies ist die Zeit der Stärke, Jugend, Schönheit, größter Kraft und Heilung. Stelle dir ein grünes Kornfeld vor, das unter der goldenen Sonne wächst, die hoch oben am tiefblauen Himmel steht. Das Korn knackt beim Wachsen, während es nach dem goldenen Licht greift und sich streckt, um dieses goldene Licht zu erreichen, um Erfüllung und Einheit zu finden. Doch seine Wurzeln wachsen tief in die Erde, halten es erdgebunden, ziehen Nahrung aus Mutter Erde. Wir sind das Korn im goldenen Licht, das nach höherer Macht, Heilung und Einheit strebt. Indem wir dieser *unoli* unsere Energien und Gebete geben, erhalten wir dieses goldene Licht, diese Heilung und Einheit. Wir geben unsere Dankesgebete, unsere für andere gesprochenen Worte, unsere Dankbarkeit und unsere Sehnsüchte. Die Farbe dieser *unoli* ist Gold, ein Licht außerhalb unserer Reichweite. Wir laden diese *unoli* in unseren Kreis ein und vereinigen uns mit ihr; wir fühlen ihren wärmenden Einfluss, der uns ganz macht. Wir danken dieser *unoli* dafür, dass sie anwesend ist.

Westen. Sonnenuntergang, Innenschau, In-sich-gehen.

Wenn die Sonne untergeht, wird die Erde in die Dunkelheit geworfen; wir können unseren Weg nicht sehen. Wir stolpern umher, blind und unwissend. Manchmal kennen wir dies als „die dunkle Nacht der Seele". Wir neigen dazu, diese Dunkelheit abzulehnen, sowohl in uns selbst als auch in anderen. Wir gehen blindlings unseren Weg, machen Fehler, verlieren unseren Weg, fühlen uns verloren und isoliert, mit Fragen, doch ohne Antworten, im leeren Raum. Doch diese Dunkelheit ist notwendig, sogar unabdingbar für uns, für unsere Welt. Wenn wir keine Dunkelheit hätten, könnten wir auch kein Licht haben. Der Schöpfer sieht alles. Licht und Dunkelheit sind eins für den Schöpfer, doch das ist für uns in der Welt nicht sichtbar. Der Schöpfer schafft Dunkelheit und Licht nicht, damit er sehen kann, sondern damit wir sehen können. Wie sehen wir also? Wir müssen so schauen wie der Schöpfer. Wir schauen nach innen. Wir schauen auf den schöpferischen Funken in uns, der uns den Weg erleuchtet. Wenn wir nach innen schauen, wird die Welt außen erleuchtet und unser Weg wird klar. Wenn wir uns in dieser Richtung, dem Tor des Westens, befinden, können wir uns nicht auf äußere Dinge verlassen. Wir gehen so, wie der Schöpfer uns führt. Diese *unoli* ist schwarz und kommt in vielen Formen. Wir laden diese *unoli* in unseren Kreis ein und vereinigen uns mit ihr. Wir fühlen ihren Drang, nach innen zu schauen. Wir danken dieser *unoli* dafür, dass sie anwesend ist.

Norden. Sich öffnen zum kalten weißen Licht, zur höheren Macht, zu den Vorfahren, zur Weisheit.

In der dunkelsten Nacht drehen sich die Sterne über unseren Köpfen und scheinen hell, während unsere Träume unseren Seelen eine Landschaft geben. Dies ist höhere Weisheit, das weiße Licht der Wahrheit, die Welten außerhalb unserer Welten, aus denen wir kommen und wohin wir gehen werden, wo die Vorfahren weilen und wo die Kinder herkommen werden, die Quelle des Lichtes, des Seins, der Unendlichkeit. Manchmal ist das weiße Licht der Wahrheit zu groß, als dass unsere menschlichen Augen es ertragen könnten. Es macht uns blind, und wir errichten Barrieren, setzen Scheuklappen auf oder leben in der Ablehnung. Wir öffnen unsere Herzen, öffnen unseren Verstand, wir offenbaren unseren Seelen diese Kraft. Wir haben Mitgefühl mit uns selbst, damit wir lernen zu lieben und auf ehrliche, liebevolle Weise mit allen Wesen zu leben, in dem Bewusstsein, dass wir eins mit ihnen sind. Wir lassen unsere Schritte von denen leiten, die vor uns gegangen sind, und von denen, die noch kommen werden. Wir wissen, dass das, was wir wissen und wer wir sind, sehr wenig ist. Wir erlauben uns in Demut, uns so weit gegenüber der Wahrheit zu öffnen, wie wir aushalten können, um auf unserem Weg voranzukommen. Die Farbe dieser *unoli* ist ein derart helles Weiß, dass wir nur ihren Schatten in dieser Welt sehen können, einen Regenbogen. Wir laden diese *unoli* in unseren Kreis ein und vereinigen uns mit ihr. Wir erlauben ihr, uns Einsichten, Verständnis und Führung zu geben. Wir danken dieser *unoli* dafür, dass sie anwesend ist.[5]

Diese Zeremonie symbolisiert unseren Erdengang im Medizinrad der Welt. Das Medizinrad ist seit unserer Geburt bei uns, damit wir es jeden Tag mit uns tragen, denn unsere Schritte sind Gebete für die Erde, jeder Gedanke und jede Aktion ist ein Gebet, alle führen entlang eines Weges des Geistes. Doch wir teilen diese Welt mit anderen Wesen, die wie wir selbst sind (unsere Verwandten); und alles in die Harmonie, das Gleichgewicht und die Schönheit zu bringen, ist eine Aufgabe, die mit Bewusstheit erfüllt werden muss. Auf diese Weise werden wir eins mit der Welt. Doch ist es nicht nur die körperliche Welt, mit der wir durch das Einladen der Mächte eins werden. Wir werden zur Brücke zwischen den Welten: Segenswünsche von oben, Segenswünsche von unten, für Segenswünsche rund herum. Das Medizinrad der Welt besteht aus vier Richtungen sowie die Richtungen oben und unten und das Zentrum. Wir befinden uns im Zentrum mit dem Schöpfer.

Das Medizinrad der Welt

In meinem Buch *Heilende Energien von Kraftplätzen und heiligen Orten* haben wir uns mit dem Medizinrad der Welt auseinandergesetzt: Darin sind wir das Zentrum der bekannten Welt; alles leitet seine Bedeutung von den Assoziationen und Verbindungen mit allen Dingen, die in diesen Kreis gebracht werden, ab. Dieses ist das *tonal* – alles das, was gewusst werden kann, was aus dem *nagual* in diesen Kreis gebracht wird, alles, was ist und sein kann.[6] In diesem Buch jedoch wollen wir eine stärker körperlich und spirituell ausgerichtete Verbindung – eine innige Verbindung – mit den Pflanzen- und Tiervölkern schaffen. Daher werden wir uns unseren Platz in der Harmonie, im Gleichgewicht und in der Schönheit der Welt aus der Sicht des Handelnden anschauen, der die Welt und unsere Verwandten ins Gleichgewicht bringt. Wir werden das Medizinrad der Welt sozusagen auf die Seite drehen, um diese Verbindung zu beleuchten.

Stelle dir das Medizinrad vor, den Kreis, der alle Dinge innerhalb unserer Fähigkeit umfasst, Bewusstsein zu haben, und stelle dir vor, dass es statt eines Kreises zwei übereinander gelagerte Kreise sind. In *Heilende Energien von Kraftplätzen und heiligen Orten* haben wir festgestellt, dass viele eingeborene Kulturen das Medizinrad als einen Kreis sehen, der sich in beide Richtungen dreht – im Uhrzeigersinn und gegen den Uhrzeigersinn. Alte Kulturen haben dies in verschiedenen Tänzen anerkannt, wie beispielsweise im *Eye of the Raven Dance*, dem Tanz des Rabenauges, wo die Frauen in eine Richtung und die Männer in die andere Richtung tanzen. Dies bringt Mächte – höhere Wesen mit spiritueller Kraft – in den Kreis. Doch der Schöpfer sieht nicht zwei Kreise, einen männlichen und einen weiblichen, wie wir dies tun; dies ist die Polarität (oben/unten, links/rechts, etc.). Der Schöpfer hat auf dieser Welt Polarität erschaffen, damit wir sehen und zwischen den Dingen unterscheiden können. So müssen wir lernen, mit den Augen des Schöpfers zu sehen, wenn wir Zeremonien abhalten, Heilungsarbeit leisten oder lernen, mit Pflanzen und Tieren Zwiesprache zu halten. Wir müssen eins mit ihnen werden, da alle Dinge miteinander verbunden sind. Sie sind nicht geteilt oder getrennt. In diesem Kreis, der das Medizinrad der Welt ist, die Murmel in der Hand des Schöpfers, ist alles miteinander verbunden, selbst wenn Dinge auf einmal in unterschiedliche Richtungen zu gehen oder völlig getrennt zu sein scheinen.

Um unseren Platz in der Welt des Schöpfers – im Einklang mit den Pflanzen- und Tiervölkern – vollständig zu verstehen, wollen wir diese Macht als gebend und nehmend sehen, als Bewegung und als Ruhe, als Gebete und als Manifestation. Wir nehmen also diese zwei Kreise, die eins sind, die scheinbar übereinander gelagert sind, und wir öffnen sie zu einem Kreis, der mit einem anderen verbunden ist: Eine Form, die wie die Gestalt einer Acht erscheint.

Der obere Kreis der Acht dreht sich im Uhrzeigersinn, und wenn er den oberen Rand des unteren Kreises erreicht, setzt er sich entgegen des Uhrzeigersinns fort, bis er wieder den oberen Kreis erreicht, wo er seine Bewegung im Uhrzeigersinn fortsetzt, wieder im Kreis herum und so fort, beständig. Jede Richtung ist eine eigene, doch beide sind miteinander verbunden, und die eine fließt in die andere über, denn in den Augen des Schöpfers sind sie eins. Diese Gestalt der Acht ist die Formel der Schöpfung – auf der Seite liegend, ist sie das Symbol der Ewigkeit. Dieses zum Zentrum zusammenzubringen, ein Gleichgewicht in zwei Reichen herzustellen, kann man so interpretieren, dass es der körperlichen Welt und der unsichtbaren Welt erlaubt, sowohl in Polarität nebeneinander als auch gleichzeitig als eins zu existieren. Die Person, die in der Mitte steht, ist diejenige, die Gebete und Manifestationen sieht – der Schamane, der Seher, der Mystiker, der Medizinmann oder die Medizinfrau. Dies ist der Platz der Macht. Wenn wir uns hier positionieren, werden wir zu Kindern des Himmels und der Erden. Wir werden zum Verbindungsglied vom Sichtbaren und Unsichtbaren, zu dem Ort, an dem Gleichgewicht zwischen den Welten gefunden wird. Wir werden zu demjenigen, der zwischen den Welten geht.

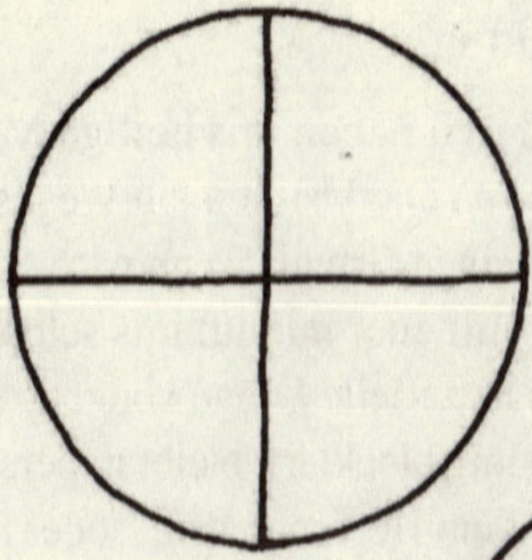

Medizinrad

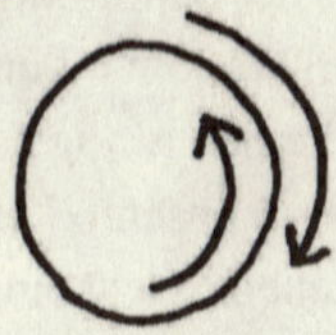

Schöpfung

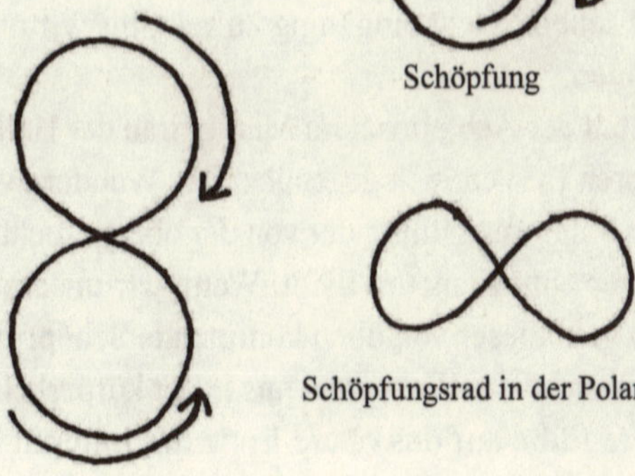

Schöpfungsrad in der Polarität

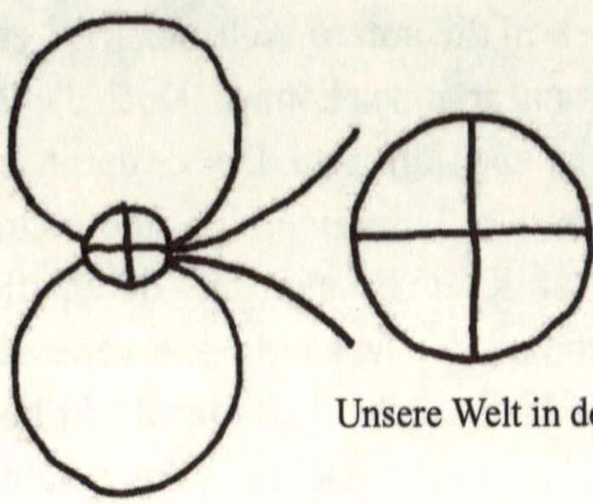

Unsere Welt in den Rädern der Schöpfung

Das Medizinrad der Heilung

Durch die Geschichte hindurch haben uns heilige Menschen gelehrt, dass das Empfinden von Dankbarkeit ein Weg ist, an das Göttliche zu rühren. Dies hat einen Grund. Wenn wir von Bedürfnissen und Verletzungen erfüllt oder nur auf uns selbst, unsere Egos, Persönlichkeiten oder materielle Dinge konzentriert sind, dann ist der Fluss der Schöpfung blockiert, bleibt in persönlichen Belangen stecken. Wenn wir vom Herzen geben, ist der Platz niemals leer, kennt keinen Mangel und ist immer voll, wir schaffen Raum für Wunder in unseren Leben. Dies ist die Anziehungskraft des Gebens. Es scheint nicht eingängig zu sein, bis wir uns unser Symbol anschauen.

In dieser Gestalt der Acht, unserem Medizinrad der Heilung, erlauben wir unseren Herzen, sich gegenüber den Wundern von oben zu öffnen: Dem Schöpfungsfluss, der von der oberen rechten Seite der Acht hinunter zum Zentrum fließt. Wenn wir unsere Herzen offen haben, so geht dieser von oben kommende Schöpfungsfluss hinunter in die unsichtbare Welt, erdet uns in der körperlichen Welt (dort, wo unsere Füße auf das obere Ende des unteren Kreises treffen), und die Energie unserer Herzen, unserer Dankbarkeit und Anerkennung fließt zurück in die untere Welt, schafft Leben und Segnungen, von denen wir nur träumen können. Doch die Wirkung in der körperlichen Welt ist ebenfalls real. Denke daran, dass der Schöpfungsfluss entgegen dem Uhrzeigersinn in die Unterwelt fließt und einen kompletten Kreis beschreibt – dabei alle Richtungen durchquert und von all den Mächten dort verändert wird –, bevor er wieder in diese körperliche Welt eintritt. Er betritt die Unterwelt zu unseren Füßen, in der Richtung des Südens – den Ort von Gebeten, Heilung, Ganzheit, Vitalität und Kraft – durch das, was in der Unterwelt das Tor des Nordens ist, der Ort der höheren Macht; setzt sich gegen den Uhrzeigersinn durch das Tor des Westens, das innere Licht, fort; das Tor des Südens, Heilung; und das Tor des Ostens, Erwachen, bevor es das Medizinrad wieder zu unseren Füßen vollendet, unsere körperliche Welt als Manifestation betritt – buchstäblich Schöpfung zu unseren Füßen!

Von diesem Ort zu unseren Füßen, der Richtung des Südens (oder *unoli*) in der körperlichen Welt, setzt er sich fort, durch das Tor des Westens und nach oben durch das Tor des Nordens, wo die höchsten Mächte verweilen, bevor er am Tor des Ostens wieder zu uns kommt, wo wir diese Macht der Bewusstheit wieder mit Dankbarkeit im Jetzt begrüßen, so dass sich der Prozess von Gebet und Manifestation fortsetzen kann. Die Bewegung der Energie formt ein Medizinrad der Heilung, das lebendig ist, das im Schöpfungsfluss lebt, der uns durch unsere Gebete, Zeremonien und unser bloßes Wesen zur Einheit mit dem Schöpfer bringt.

Um diesen Prozess des sich im Zentrum dieses Kreises Befindens zu betrachten, schaue dir die Gestalt der Acht als Universum an – alles das, was wir wahrnehmen und wissen können, und mehr. Dort, wo sich die beiden Kreise treffen, gibt es einen anderen Kreis, einen winzigen Kreis, das Medizinrad der Erde, der körperlichen Welt, mit dir als Zentrum. Innerhalb dieses Kreises befindet sich alles das, was du in dieser Welt zu sehen fähig bist – das *tonal,* deine Verbindung mit dem oben und unten. Alles das, was ist, deckt sich teilweise mit dem oben und unten, und im Rahmen deiner eigenen Möglichkeiten (Wissen, Würdigung, Dankbarkeit, Techniken) bringst du diese Dinge des Geistes in diese Welt.

In schamanischer Terminologie stellen diese drei Kreise die Oberwelt, die Mittlere Welt und die Unterwelt dar. Die Mittlere Welt ist die, in der wir täglich leben, unsere körperliche Welt, obwohl sie in schamanischen Reisen oder veränderten Bewusstseinszuständen recht verschieden von dieser erscheint. Mit Übung lässt sich das Wahrnehmen dieser Welten und die Sicht unserer körperlichen Welt mit Augen, welche die nicht-gewöhnliche Realität enthüllen, leicht erlernen.

Um deine Verbindung zu Ober- und Unterwelt – oder all dem, was ist – auf einer tieferen Ebene zu verstehen, betrachte noch einmal die Murmel in Gottes Hand. Vor dem trillionsten Anteil einer Sekunde, die die Murmel erschuf, existierte all das, was ist und was sein kann, im Bereich der Möglichkeit. Die erste Sache war ein einfacher Punkt, der zu allen Dimensionen wurde. Der einzelne Punkt war ein Kreis, der, zweidimensional von der Seite betrachtet, eine gerade Linie darstellte. Damit waren die ersten Sachen in der Hand Gottes ein Kreis und eine gerade Linie, die durch das traditionelle Medizinrad repräsentiert wurden. Der Kreis enthält alles, und die gerade Linie geht hinaus in alle Richtungen, die, wenn sie bis zum feinsten Punkt skizziert werden, tatsächlich den Kreis schaffen, in dem sie ausstrahlen. Oben und unten strahlen Spiralen aus, das bedeutet Kreise in der Zeit. Diese Spiralen gehen in der Tat gleichzeitig nach außen und nach innen und in alle Richtungen. Zum Zweck der Erörterung und Darstellung werden wir uns jedoch darauf konzentrieren, uns oberhalb und unterhalb der geraden Linie zu bewegen, die den zweidimensionalen Kreis bildet.

Wenn das Medizinrad der Welt in Polarität gesehen wird, ist der konzentrische Kreis, der gleichzeitig in zwei unterschiedliche Richtungen läuft, so gedreht, dass er zum Ewigkeitszeichen wird. Wenn dieses auf sich selbst gefaltet wird, wird es zu parallelen Linien von Energie, die gleichzeitig nach oben und nach unten gehen. Diese sich überschneidenden Energiespiralen werden zum

Stern-Tetraeder, der die Basis für die heilige Geometrie des Energiekörpers, die energetische Gestalt aller Dinge, bildet.[7]

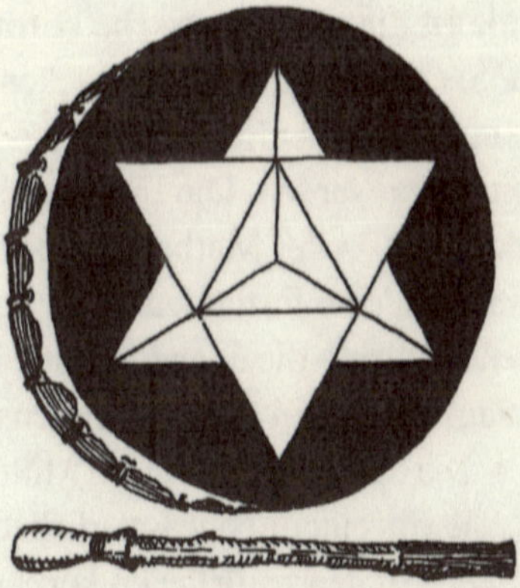

In der schamanischen Terminologie wiederum schafft die Überschneidung der oberen und der unteren Kraft das lebende Wesen, das zwischen den Welten existiert. Dies ist eine harmonische Schwingung zwischen den Kreisen des Oben und des Unten, die als Zwillingsspiralen repräsentiert werden. Eine Spirale ist ein Kreis in der Zeit. Jeder Kreis ist jetzt, doch die Spirale verbindet alle Jetzt im Kreis auf ewig. Wenn Zeit als Energiespirale gesehen wird, sind alle Punkte in der Zeit für sich allein stehend und doch verbunden. Vergangenheit, Gegenwart, Zukunft können als einzelner Punkt gesehen werden, wenn man nur den Kreis der Zeit (die Spirale am Ende, zweidimensional) sieht. Damit ist Jederzeit eine Zeit oder Jetzt, wenn alle Punkte als eins gesehen werden. Diese Gedanken sind in der Felskunst durch ganz Nord- und Südamerika dargestellt. Es ist ein Geschenk der Traumzeit, das Schamanen durch die Jahrhunderte und an allen Orten der Erde teilen.

In Bezug auf die Pflanzen- und Tiervölker gibt es zwei besonders bedeutungsvolle Konzepte dieser heiligen Geometrie: Die *Spirale der goldenen Mitte* und die *Fibonacci-Spirale.* Die Fibonacci-Spirale ist die mathematische Formel aller physikalischen Formen. Sie kann in einem Schneckenhaus ebenso wie im Muster des Zentrums einer Sonnenblume oder auch in einem Kiefernzapfen gesehen werden. Die Spirale der goldenen Mitte ist das ewige Ideal, das in der Mathematik keinen Anfang und kein Ende hat, sondern eine fortlaufende Nummer ist. Wenn die Spirale der goldenen Mitte – die unendlich ist – in die körperliche Welt tritt, überträgt sie sich in eine dreidimensionale Form, die Fibonacci-Spirale. Die Spirale der goldenen Mitte kann so verstanden werden, dass sie von einer Ebene unterhalb dieser kommt und sich auf dieser Ebene in den natürlichen körperlichen Gestalten aller Dinge ausdrückt, wobei sie ihre dreidimensionale Form, die Fibonacci-Spirale, verwendet, und dann spiralartig zur nächsten Ebene ansteigt. (Um sich dies vorzustellen, betrachte man den Hermes-Stab der Ärzte, zwei ineinander verschlungene Schlangen oder die DNS-Spirale, die ins Unendliche geht, doch von Ebene zu Ebene nur als ein Segment der Realität gesehen wird.) Von der Fibonacci-Spirale ausgehend, leitet sich der eine (der Kreis, Fleck, Punkt oder Weg) von allen materiellen Formen (der Kugel, des Dodekaeders, des Ikosaeders, des Oktaeders, des Hexaeders und des Tetraeders) ab, den Grundformen, die jederzeit in der Natur um uns herum gefunden werden können. Wenn wir also Pflanzen und Tiere heilen, so bringen wir uns selbst und unsere Welt ins Gleichgewicht und in die Harmonie, die durch heilige Geometrie ausgedrückt wird. Wir passen das Ideal an das an, was wir als real erachten.

Das Herz ist ein einsamer Jäger

Wie wir unsere Schöpfung, die Welt und unseren Platz darin sehen, ist von Kultur zu Kultur verschieden. Ich orientiere mich an der schamanischen Sichtweise im Allgemeinen und an der indianischen im Besonderen. Naturgemäß bieten sich diese Sichtweisen und Erläuterungen nicht für lange, weitreichende, detaillierte Beschreibungen und Erläuterungen an. Die meisten Schamanen erachten alles Wissen der linken Gehirnhälfte (logisches, kritisches, detailliertes Wissen) als bedeutungslos und grundsätzlich falsch. In der schamanischen Tradition wird das Denken der linken Gehirnhälfte als so begrenzt angesehen, dass es absurd erscheint. Es ist so ähnlich, als ob man ein Metermaß in Richtung Sterne hält und sagt: „So, ich habe das Universum gemessen." Ein Mensch, der ein Schamane oder *nagual* sein möchte (denn ein *nagual* ist sowohl das Unbekannte als auch der Mensch, der das Unbekannte sieht), muss sich seiner eigenen Vorlieben oder Eigenarten der Persönlichkeit oder des Egos, die einen wahren Blick auf die Welt verzerren und verändern, bewusst sein und sich davon nicht ablenken lassen. In der indianischen Tradition wird die Methode des Denkens mit der linken Gehirnhälfte als *Der Trickster* (Gauner, Schwindler) gesehen – Kojote oder Kaninchen (*Rabbit*), die ihre Streiche mit uns spielen, uns in die Irre führen. Wenn wir den durchtriebenen, verlogenen Worten des *Tricksters* folgen, wird dies letztendlich zu einem Verlust und vielleicht auch zu unserem Verderben führen. Außerdem genügt es in der indianischen Denkweise zu wissen, dass etwas so ist, wie es ist, ohne es auseinandernehmen und wieder zusammensetzen zu müssen. Der Schöpfer erschafft zunächst einmal Gutes. Wir sind diejenigen, die die Dinge durcheinander bringen. Wenn wir wirklich lernen wollen, eins mit unseren Verwandten der Pflanzen- und Tierwelt zu werden, so müssen wir in unsere Herzen gehen – oder, scherzhaft gesagt, aus unseren Köpfen herauskommen – und in die Welt des Denkens mit der rechten Gehirnhälfte eintreten.

Während die linke Seite des Gehirns (Verstand) rational, logisch, geradlinig denkend ist, arbeitet die rechte Seite (die mit dem Herzen assoziiert wird) kreisförmig, allumfassend, einschließend. Diese zwei Arten des Denkens, die uns der Schöpfer gegeben hat, sind wiederum das Medizinrad: Gerade Linien und der Kreis. Zusammen formen sie Gleichgewicht und Ganzheit; wenn eine stärker als die andere ist, bedeutet dies Ungleichgewicht. Dank dieser von der linken Gehirnhälfte gesteuerten Denkweise ist unsere Welt mit ihrer Zerstörung durch vom Ego getriebene Menschen in sinnlosem Streben nach Profit und Macht definitiv nicht im Gleichgewicht. Die linke Seite des Gehirns will sofortige, nachvollziehbare, vorher bewertbare Ergebnisse, statt das gesamte Ergebnis oder alle Aspekte, die mit einer Handlung einhergehen, zu würdigen. Die linke Gehirnhälfte orientiert sich an Ergebnissen, wobei sie den direktesten Weg nimmt, um zu einem bestimmten Ziel zu gelangen, und alles, was ihr den Weg verstellt, als Hindernis sieht. Die rechte Gehirnhälfte genießt die Reise von Anfang bis Ende, und alles dazwischen wird als Teil davon, vielleicht wichtiger als das Ziel, gesehen. Die rechte Gehirnhälfte ist das Reich der Visionen, Einsichten, des Mitgefühls, Ganzseins und der Heilung. Doch müssen wir die linke Gehirnhälfte anerkennen und ein logisches Bezugssystem haben, mit dem wir die Welt sehen können, um uns wohl zu fühlen.

Eingeborene Völker und Schamanen haben Bezugssysteme geschaffen, die im Einklang mit den verborgenen oder unsichtbaren Welten funktionieren. So bieten wir dieses Bezugssystem als einen Weg an, die Welt so zu sehen, dass der rationale Verstand zufriedengestellt ist. Wir wandeln hier also zwischen den Welten des männlichen, geradlinigen Denkens der linken Gehirnhälfte und des weiblichen, kreisförmigen Denkens der rechten Gehirnhälfte. Das Herz ist ein einsamer Jäger in dieser modernen Welt, die auf Ergebnisse ausgerichtet ist, doch wenn wir unser Leben voll leben wollen, in Harmonie und im Gleichgewicht, so müssen wir die Bedürfnisse unserer linken Gehirnhälfte anerkennen, um im Gleichgewicht zu bleiben.

Wenn für die Sichtweise der rechten Gehirnhälfte diese gesamte Erklärung der heiligen Geometrie und Kraftlinien schwer zu verstehen scheint, so erkenne einfach an, dass wir eins mit allem sind. Wenn wir vom Zentrum unserer selbst aus handeln oder wenn wir dankbar sind und uns am Fluss der Schöpfung ausrichten, dann sind wir Mitschöpfer des Schöpfers, eins mit all unseren Verwandten, einschließlich der Pflanzen- und Tiervölker.

Übung 2

Gottes Murmel erschaffen – *heyoka*

In nahezu allen indianischen Traditionen gibt es das Konzept des umgekehrten Weges oder in Lakota: *heyoka*. Auf diesem Weg ist Licht dunkel, vorwärts ist rückwärts, ja ist nein. Er ist bekannt als der *Gegensatz*, so wie die *koshares* bei den Hopi, heilige Clowns, die komische Tänze in heiligen Zeremonien tanzen.

Dieses ist heiliges Wissen und eine heilige Sichtweise auf die Welt, denn sie vermittelt eine große Wahrheit auf eine lustige Art und Weise, nämlich dass der Schöpfer alle Dinge auf einmal erschuf. Es ist verrückt (Lakota: *witko*) und gleichzeitig göttliche

Weisheit. Wenn wir einen Aspekt der Welt – zum Beispiel die Zeit – als in eine Richtung gehend wahrnehmen, so täuschen wir uns selbst. Der Schöpfer ist alles, das bedeutet beide Richtungen, viele Richtungen, alle Richtungen. Dies mag 'verrückt' erscheinen, doch das ist der Weg des Schöpfers. Diese sehr ernsten, heiligen Konzepte werden durch Lachen selbst *heyoka*, also andersherum, behandelt. Letztendlich lachen wir über uns selbst, weil wir denken, wir wüssten etwas. Wir wissen nichts. In der buddhistischen Tradition ist unser Verstand, unser Bewusstsein (Persönlichkeit, Ego), das wir so ernst nehmen, nichts als „monkey mind", ein Verstand, der wie ein Affe hin- und herspringt, von einem Moment zum nächsten, und denkt, wir wüssten alles, wenn wir ein winziges Stück von etwas haben. Doch das ist nicht wahr. Wir haben nicht die leiseste Ahnung von Gottes Geist. Das Beste, was wir tun können, ist, dem Geist Gottes gegenüber durch den Schöpfungsfluss, der uns im Medizinrad der Welt vorantreibt, offen zu sein. Auf diese Art werden wir eins mit dem Geist Gottes, der immer in Bewegung ist: Der Schöpfer erschafft.

Um wie der Schöpfer zu sehen, dass alles eins ist, müssen wir unseren Verstand *heyoka* gegenüber öffnen, um zu sehen, dass alle Dinge nur ein Anschein ihrer selbst sind. Was wir in der körperlichen Welt sehen können, ist eine Annäherung an das, was real ist und oft falsch wahrgenommen wird. Die Zeit bewegt sich gleichzeitig rückwärts und vorwärts; alles bewegt sich im Kreis, mit geraden Linien, die die Kraft bereitstellen, doch mit dem Kreis, der alles umfasst. Wir sind mit allem verbunden, jederzeit, in allen Dimensionen, mit allen Dingen. Wir sind eins mit allem.

Eine einfache Übung hilft, dieses Einssein und die *heyoka*-Natur der Welt darzustellen: Wir schaffen Gottes Murmel. Nimm einen kleinen weißen Ball – einen Tischtennis-Ball oder Übungsgolf-

Ball aus Plastik – und ziehe zwei Linien, um ihn in Nord/Süd und Ost/West zu halbieren, so dass er in vier Teile unterteilt ist. Bemale jedes der Teile mit einem Filzstift oder zeichne die vier Richtungen an, so wie sie von oben gesehen werden: Osten/rot, Süden/golden, Westen/schwarz und lasse den Norden weiß. Halte den Ball in deiner Hand. Wenn du ihn nun von oben anschaust, so ist es ein zweidimensionales Medizinrad. Doch das Medizinrad in deiner Hand ist dreidimensional. Halte die Murmel Gottes auf Augenhöhe. Schaue, wie die Mittelebene des Medizinrads zum Horizont hinausgeht, mit dem Oben und dem Unten. Wenn du um dich herumschaust, siehst du, dass du im Zentrum dieses Medizinrads bist. Stelle dir vor, du bist im Ball, im Zentrum, während du den Ball hältst; vielleicht im Inneren des Balls, im Zentrum, während du den Ball hältst – auf ewig.

Trage die Murmel Gottes bei dir. Nimm sie gelegentlich heraus, um mit ihr zu meditieren. Was sagt sie dir? Kannst du die Linien der Zeit sehen, die sich spiralförmig durch den Tag bewegen? Kannst du sehen, dass Zeit selbst nur so ist, wie das Sonnenlicht darauf fällt? Kannst du sehen, dass Zeit tatsächlich die Gestalt der Murmel Gottes hat, und dass alle Zeit innerhalb dieser Gestalt auf ewig überall gleichzeitig ist? Dass diese Murmel Gottes nicht nur die körperliche Welt ist, in der wir leben, sondern ein Ausdruck des Universums, wo alle Dinge miteinander verbunden sind? Oder sehen, dass das Existieren in drei Dimensionen und das Sehen von zwei Dimensionen so ist wie Gott, der sich in mannigfaltigen Dimensionen befindet, während er drei Dimensionen sieht – und dass wir, wenn wir die Murmel Gottes halten, Gott sind?

Durch das Halten und eingehende Betrachten der Murmel Gottes in deinen Händen befindest du dich in *heyoka* – dem Großen Mysterium (Gott/Schöpfer) – und sinnst nach über das Große

Mysterium (Gott/Schöpfer) und alle Dinge. Wenn das keinen Sinn macht, so kannst du den Ball zum Golf- oder Tischtennis-Spielen verwenden. Auch das ist *heyoka.*

Aus dem Energie-Notizbuch: *Vom Donnervogel berührt*

Als Kind tendierte ich dazu, Dinge zu sehen, die nicht da waren (eingebildete Freunde, die wirklich real waren), die Gedanken anderer Menschen zu hören (Fragen zu beantworten, bevor sie gefragt wurden) und Träume zu träumen, die tatsächlich die Zukunft waren. Dies führte zu einer nicht so glücklichen Kindheit. Gewöhnlich habe ich dadurch Ärger bekommen, und ohne jemanden zu haben, der diese Dinge verstehen und mir erklären konnte, der mir half, die Fähigkeiten zu entwickeln und sie positiv anzuwenden, war es einfacher, sie zu sublimieren, sie zu verdrängen, sie nur dann wahrzunehmen, wenn sie für das tägliche Leben – manchmal Überleben – wichtig waren.

Nur ein Mensch, ein Medizinmann der Cherokee, den ich in meinen frühen Zwanzigern traf, erkannte gleich diese Gaben und drang darauf, sie zu entwickeln. Er versuchte, mich zu lehren, doch bis dahin war ich zu eigenwillig (linke Gehirnhälfte) und hatte mich zu sehr dem Aufbau eines Berufes verschrieben, der diese Qualitäten definitiv ablehnte. Aber ich hörte zu, verstand und benutzte sie verstohlen, bis das Leben zum Ausgangspunkt zurückkehrte und eine Reihe von persönlichen Krisen mich lehrte, dass ich nicht länger Krieg gegen mich selbst und gegen den Geist führen konnte und nichts anderes als das sein konnte, wofür der Schöpfer mich geschaffen hatte. Aus diesem Grund erhielt ich den Namen *Nvnehi Awatisgi* (Cherokee für: „Der, der den Pfad findet“ oder „PathFinder“, oft durch das Verfolgen vieler falscher Pfade, damit er guten Rat geben kann), und ich begann diesem Weg des Geistes, den der Schöpfer festgelegt hatte, zu folgen. Das Schicksal war unvermeidbar, und so gab es nur die Verpflichtung, diese Gaben zu akzeptieren.

Meine erste wahrhaftige, niederschmetternde Vision hatte ich im Alter von siebzehn Jahren, als ich vom „Donnervogel berührt wurde“.

Eines Nachts, als ich mich zum Schlafen niederlegte, sah ich in der Dunkelheit einen kleinen gelben Vogel unter der Decke fliegen. „Was ist dies?“, dachte ich. „Ist ein Vogel hereingekommen?“ Ich schaute genauer hin; er sah aus wie ein Zeichentrickvogel, wie „Tweety“ aus den alten *Schweinchen Dick*-Klassikern, der in seltsamen Kreisen und Achterfiguren flog. Meine Augen folgten den weitschweifigen Spiralen des komischen, zeichentrickähnlichen Vogels, bis er ziemlich nah erschien, meinen Blick erfüllte und sich verwandelte.

Was als Nächstes geschah, ist schwer zu beschreiben, doch der kleine Tweety verwandelte sich in die Gestalt eines großen Vogels, der intensiv flackerte, nahezu blendend in seiner Helligkeit. Ich schaute genauer hin und sah, dass es nicht ein Vogel war, sondern viele übereinander gelagerte Vögel, die ihre Gestalten so schnell änderten, dass das Gehirn sie kaum registrierte. Eine Stimme kam aus der Dunkelheit und sagte: „So haben mich Menschen über die Jahrhunderte hinweg gesehen.“ Ich sah verschiedene Gestalten, von bizarr fliegenden Reptilien bis hin zu bunten Pfauen-Wesen, die sich blitzschnell wandelten, bis ich für eine kurze, mikrotausendstel Sekunde den Donnervogel in all seiner Pracht sah. Seine Augen waren Blitze, seine Flügel waren Donner und die Macht seiner Anwesenheit erschütterte das Universum. Ich fühlte mich, als ob ich vom Blitz getroffen worden war, gelähmt, und mein Körper 'starb' für einen Augenblick. Mein Verstand erweiterte sich, um das Universum zu umspannen, brillant und intensiv.

Ich verließ meinen Körper und blieb für lange, lange Zeit dort draußen im All, eine Ewigkeit, wie es schien. Dann fand ich mich in der Dunkelheit auf dem Bett wieder, nach Luft ringend, aufwachend, als wäre ich in Ohnmacht gefallen gewesen. Es dauerte eine Weile, bis ich mich nur aufsetzen konnte, und als ich es tat, traute ich mich nicht aufzustehen. Ich war zu wackelig und schwach. Doch in mein Gehirn eingebrannt war das Abbild des Donnervogels. Es hat mich nie verlassen.

Unter manchen eingeborenen Völkern ist der Donnervogel die größte Macht der Schöpfung. Diejenigen, die ihn sehen, werden sofort entweder geisteskrank oder verrückt. Diejenigen, die den Donnervogel in Zeremonien ehren, tun alles umgekehrt – *heyoka*. Oft wären die Menschen, die unsere Ärzte heute für verrückt erklären, früher als „vom Donnervogel berührt“ bezeichnet worden.

Diejenigen, die vom Donnervogel berührt worden sind, leben außerhalb der Zeit. Zeit, reale Zeit, ist die jederzeit/keine Zeit. Nur in dieser 3-D Welt ist Zeit linear. In der realen Welt, d.h. in der wirklich realen, nicht-gewöhnlichen Welt (die Gefilde, die Schamanen sehen und wo Heilung getan werden kann), ist jederzeit die ganze Zeit. Alles ist gleichzeitig, nicht nur in dieser Dimension, sondern in allen Dimensionen. Nur im rationalen Verstand verstehen diejenigen, die in diesem durch Uhren geregelten Traum einer Welt (der Konsensus-Realität) leben, die Zeit so, als ob ein Ergebnis dem anderen folgt, wie ein Zug auf einem Gleis mit Haltepunkten bei A, B, C und so weiter auf der Linie, die in eine Richtung geht.

Diejenigen, die vom Feuervogel berührt werden, überschreiten alle Linien der Zeitspirale und nehmen Kontakt mit ganz verschiedenen Ereignissen in der Zeit auf: manchmal als flüchtige Eindrücke, Vorahnungen, Einsichten; manchmal als Visionen oder Träume; oder manchmal als ausgedehnte Reisen. Aufgrund dessen werden viele in psychiatrische Anstalten überwiesen. Man muss sich erden, im Jetzt anwesend bleiben, *zurückbringen*, was man sieht. Das ist der Zweck dieses Buches: Das 'Wie' zu lehren und es auf das Heilen von Pflanzen und Tieren anzuwenden.

Die größten Visionäre, Mystiker, Mathematiker und *Lehrer* von Menschen berühren den Donnervogel – diese Macht des Universums – und bewahren die Vision. Sie sind diejenigen, die die Wege bereiten, damit die anderen folgen können. Von Nichts schaffen sie Etwas, weil sie das *Etwas* sahen, das sonst niemand sehen konnte. Sie sahen etwas, das niemals existiert hatte, als ob es real wäre, und brachten dann ihre Vision – jene Realität – in diese Realität.

In Cherokee sahen sie den Pfad zu den Unsterblichen (*nvnehi*, in Cherokee, bedeutet auch „Unsterbliche") und mit *awatisgi* den „Weg" zu ihnen, sie waren Pfadfinder (*nvnehi awatisgi*). Die meisten Menschen, die Kontakt mit dem Donnervogel haben, verbinden sich mit einem Ereignis und haben dann die Fähigkeit, sich rückwärts und vorwärts durch die Zeit zu bewegen.

Doch zu sehen, wie der Donnervogel sieht (*heyoka*), muss nicht bedeuten, dass man geisteskrank wird. Es verlangt nur nach einer Würdigung dieser Sichtweise. Es ist eine Art zu sehen, ein Pfad, der die Welt zur eigenen Betrachtung auf kraftvolle Weise öffnet. Jeder kann dies tun, wenn er oder sie es sich nur erlaubt, auf diese Weise zu schauen.

Mit anderen Worten, du musst nicht wie ich vom Donnervogel berührt werden, um von ihm berührt zu werden. Auch das ist die Macht von *heyoka*.

Überblick

Das Gleichgewicht in der Welt finden:

- Betrachte das Medizinrad der Welt, in dem die Richtungen Macht haben.
- Würdige die rechte Gehirnhälfte und lasse dich nicht von Ego, Persönlichkeit oder dem Konsensus-Blick auf die Realität ablenken.
- Sieh dich selbst als Medizinrad, die Gestalt der Acht, das Obere mit dem Unteren verbindend, und sieh dich selbst als Zentrum dieser Welt.
- Würdige *heyoka*, das Umgekehrte, rückwärts und vorwärts zur gleichen Zeit; sieh die Dinge auf dem Kopf stehend und das Innere nach Außen gekehrt – und vergiss nicht zu lachen!

Internet-Schlüsselwörter

Tonal, *nagual*, Toltekische Lehre, Kojote, *Rabbit*, *Trickster*, *heyoka*, *koshares*, heilige Geometrie, Fibonacci-Spirale, Meditationstechniken.

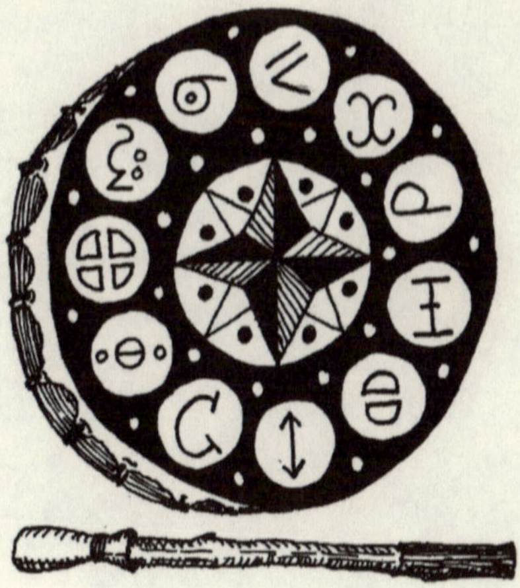

Kapitel 2

Tiere und Pflanzen als Helfer

Ein Gedächtnis, das nur rückwärts funktioniert,
ist ein schlechtes Gedächtnis.

Die Weisse Königin
Lewis Carroll, *Alice hinter den Spiegeln*

Wir teilen unsere Welt mit den Pflanzen und den Tieren, doch ist es eine ganz andere Welt, eine in der die Sprache erlernt werden muss, damit ein Dialog erfolgen kann. Es ist jedoch nicht schwierig, das Kommunizieren mit den Pflanzen- und Tier-Nationen zu lernen, denn diese Fähigkeit ist der Menschheit in die Wiege gelegt. Nachdem wir uns daran erinnert haben, wer wir sind und wie wir in dieser Welt leben, müssen wir nur ein paar Techniken erlernen. Die beiden wichtigsten Wege hierfür sind: Das Zuhören und das Sehen zu lernen. Bei beiden geht es wirklich um den Respekt, um das Verstehen dessen, wie untrennbar unser Leben mit den Pflanzen- und Tiervölkern verwandt ist sowie um die Grundlagen der Heilung. Es ist ein Vermächtnis der Vergangenheit für alle, die bereit sind. Dieses Vermächtnis ist in der Tat wesentlich für das Erhalten der uns vom Schöpfer geschenkten Welt und erlaubt uns allen – Mensch, Pflanze, Tier oder Stein – zu überleben.

Bei den Indianern werden die größten Wahrheiten oft durch Geschichten vermittelt. Wenn überlieferte Geschichten wiederholt werden, sagt der Erzähler häufig: „Die Alten sagen…“ oder „Die Stammesältesten würden sagen…“ oder „Es wird gesagt…“ So auch die Choctaw-Indianer in der Nähe meines Wohnorts. Sie sagen „*Makato, makato, makato, achili…*“, was übersetzt bedeutet: „Es wurde gesagt, und gesagt, und gesagt, und darum sage ich es.“ Sie meinen damit, dass die Geschichte von den Alten kommt und nicht vom Sprecher. Es geht darum, was erzählt wurde und jetzt als eine alte Wahrheit wieder neu eingeführt wird, daher sagen wir: „Was gesagt wurde.“

Es gibt vier Geschichten, die gut veranschaulichen, wie man zuhört und lernt, die Pflanzen- und Tiervölker zu respektieren. Eine ist von den Apachen, zwei sind von den Cherokee, eine ist von den Lakota. Es gibt natürlich noch viele weitere, doch diese vier sind gute Geschichten.[1]

Die erste, die in meinem Buch *Heilende Energien von Kraftplätzen und heiligen Orten* erzählt wird, ist eine Geschichte der Apachen über Kojote, den Namensgeber der Dinge. In jenem Buch war die Geschichte in verkürzter Form dargestellt, um zu zeigen, wie unser Verstand als *Trickster* arbeitet. Wir erzählen die Geschichte hier ausführlicher, um einige andere Qualitäten zu zeigen, die sich darauf beziehen, wie und warum wir diese Welt mit den Pflanzen- und Tiervölkern teilen. Kojote ist eine große Macht unter den Stämmen der westlichen Prärie.[2]

Er ist ***der Trickster***, mit dem viele Geschichten und Legenden assoziiert werden. Ich ziehe jedoch *Rabbit*, das Kaninchen, vor. Bei den Cherokee führt auch *Rabbit* die Leute hinters Licht. Doch ist er ein wenig behutsamer in seinen Lektionen, er erlaubt das Lachen. Kojote bringt gewöhnlich eine schärfere Botschaft. Du lachst, aber es ist die Art des Lachens, die schmerzt. *Makato, makato, makato, achili…*

Kojote, der Namensgeber der Dinge

Eines Tages, als Kojote anscheinend zu Hause herumfaulenzte, sagte er zu seiner Frau: „Frau, ich denke, ich gehe heute jagen."

Kojotes Frau sagte: „Du fauler Knilch, was meinst du damit, du willst heute jagen gehen? Du tust nie etwas hier zu Hause. Und du willst losziehen zum Jagen und für Tage weg sein?"

„Ah, aber meine schöne Frau", sagte Kojote, „es ist wichtig, dass ich für ein paar Tage jagen gehe. Und ich werde etwas Nahrung zurückbringen."

„Pah!", sagte Kojotes Frau. „Hör schon auf. Dann geh."

Damit zog Kojote los.

Nach einer Weile, nachdem er nach Osten gegangen war, und nach Norden gegangen war, und nach Westen gegangen war, und nach Süden gegangen war, fühlte er, wie eine seltsame Macht über ihn kam. Er begann allem, was er sah, Namen zu geben.

(Hier wird die Geschichte ausführlich. In der Version der Apachen benennt Kojote alle heiligen Pflanzen, erzählt, wie sie zu unterscheiden sind und wofür sie verwendet werden. Damit wird die Geschichte recht lang.) Letztendlich erreichte Kojote einen See. Hinter einem Busch am Wasser ertönte eine Stimme: „Kojote, das hast du gut gemacht."

Kojote sprang zurück, als er die Stimme hörte: „Wer bist du?"

Die Stimme hinter dem Busch fuhr ohne Unterbrechung fort: „Doch bald wird ein anderer kommen, der deinen Platz einnehmen wird. Dieser andere wird ein Mensch sein, und er wird den

Dingen Namen geben und die Erde kontrollieren, und das Leben wird hart für dich sein."

„Werde ich sterben?", fragte Kojote.

„Das Leben wird sehr hart unter den Menschen sein, insbesondere für dich. Doch du? Nein, Kojote wird niemals sterben. Du warst vor ihnen hier und du wirst hier sein, nachdem sie gegangen sind."

An diesem Punkt zeigte sich die Stimme. Hinter dem Busch trat *Boy of the Water* (Junge des Wassers) hervor, ein Unsterblicher. Und er wiederholte: „Kojote wird niemals sterben."

Zufrieden trottete Kojote davon zu einem kleinen Hügel und hielt inne, um zu *Boy of the Water* zurückzuschauen. Und bis zu diesem Tag gilt: Wenn du Kojote so siehst, seitwärts, im Profil, zurückblickend, zeigt er seinen Heiligen Weg – seine Art und Weise, uns zu offenbaren, dass er heilig ist. Und dann verschwand er über den Hügel.

Es ist wahr.

Kojote wird niemals sterben.

Menschen verwandeln sich in Bären

Die zweite Geschichte ist von den Cherokee (*Tsalagi*). Sie handelt davon, wie Menschen zu Bären werden. *Makato, makato, makato, achili...*

Vor langer Zeit gab es einen Clan der Cherokee, der Ani-Tsagu-hi genannt wurde. Unter ihnen gab es einen Jungen, der gern den ganzen Tag wegging und in den Bergen zubrachte. Mit der Zeit zog er immer früher am Morgen los und blieb länger aus am Abend, bis er überhaupt nicht mehr zu Hause essen wollte. Seine Eltern machten sich Sorgen und schimpften ihn aus, doch es half nichts. Mit der Zeit bemerkten sie, dass an seinem Körper Haare wuchsen, und sie fragten ihn: „Warum bleibst du so lange weg?“ Er antwortete, dass es viel Nahrung in den Wäldern gäbe und er plane, bald die ganze Zeit in den Wäldern zu verbringen. Die Zeit verging, und er blieb länger in den Wäldern, bis er ihnen letztendlich sagte: „Ihr solltet mit mir kommen. Dort gibt es reichlich zu essen, und ihr werdet dafür nicht arbeiten müssen. Ich habe vor, in die Wälder zu ziehen und nicht zurückzukommen.“ Die Eltern besprachen dies mit ihrem Clan. Dieser hielt Rat und fastete, um es zu überdenken. Nach sieben Tagen schließlich beschlossen die *Ani-Tsa-gu-hi*, dass es das Richtige war, der Führung des Jungen zu folgen. Sie ließen ihre Heime intakt, ließen einfach alles zurück und folgten dem Jungen in die Berge. Leute in anderen Dörfern hörten hiervon und sandten Läufer in die Wälder, um sie davon abzubringen, doch es war zu spät. Die Körper der Menschen begannen sich bereits mit langem Haar zu bedecken. Die *Ani-Tsa-gu-hi* sagten den Läufern, sie würden nicht zurückkommen, doch sie sprachen: „Von jetzt an auf alle Zeiten werden wir *Yonv* (*YO-Nah*, Bären) genannt, und wenn ihr hungrig seid, kommt in die Wälder und ruft uns, und wir werden zu euch kommen und uns euch selbst zum Geschenk machen. Ihr müsst keine Angst haben, uns zu töten, denn wir werden immer leben.“

Der Krieg der Pflanzen und Tiere gegen die Menschen

Die dritte Geschichte ist von den Cherokee (*Tsalagi*) und handelt davon, dass die Pflanzen- und Tiervölker beschließen, Krieg gegen die Menschen zu führen. *Makato, makato, makato, achili...*

Vor langer Zeit, damals als Menschen, Pflanzen und Tiere sprechen und sich untereinander verstehen konnten, wurden die

Pflanzen und Tiere zunehmend ärgerlicher auf die Menschen und beschlossen, Rat zu halten darüber, was sie tun sollten. Die Tiere beschwerten sich am meisten. „Die Menschen schießen immer mit Pfeilen auf uns und töten uns", sagten die Tiere. „Bald wird niemand mehr übrig sein." Einige der Pflanzen murrten, dass die Menschen gedankenlos auf sie treten würden und ganze Familien aus dem Boden rissen, so dass es keinen Nachwuchs mehr gab. Als sich eine Beschwerde auf die nächste häufte, jedes Tier im Kreis der Versammlung von den schrecklichen Dingen erzählte, die die Menschen begingen, entschieden die Tiere, dass sie gegen die Menschen Krieg führen mussten. Jedes Tier erzählte, wie es die Menschen töten wollte – mit Bissen, Schnitten, Kratzen, Giften und Infektionen. Doch als die Tiere immer wütender wurden, entschieden die Pflanzen, dass sie vielleicht nicht ganz so ärgerlich auf die Menschen waren; im Grunde hatten die Menschen nämlich keine Ahnung. Die Pflanzen und die Tiere hatten ihnen beigebracht, wie sie leben und sich ernähren konnten. Wenn die Menschen gedankenlos waren, so war dies aufgrund von Nichtwissen, nicht aus Bosheit. Es war ihnen einfach nicht beigebracht worden, auf richtige Art und Weise zu leben. Während also jedes Tier und manche der Pflanzen darüber sprachen, wie sie die Menschen verletzen oder töten wollten, boten sich einige Pflanzen freiwillig als Heilmittel für jedes Gebrechen an.

Wie es sich ergab, wanderte ein junges Cherokee-Paar, ein schöner junger Mann und eine schöne junge Frau, durch die Wälder und traf zufällig auf diese Versammlung. Sie hörten alles: All das Leid, das die ärgerlichen Pflanzen und Tiere den Menschen zufügen würden, ebenso wie all die Heilmittel dafür. Als die erregten Pflanzen und Tiere fertig waren, rannte das junge Paar zurück zu ihrem Dorf und erzählte den Menschen, was sie gehört hatten.

Die Tiere, die ihnen dicht auf den Fersen waren, um den Krieg zu beginnen, hörten, was das Paar sagte, umringten die Menschen und riefen den Schöpfer an: „Schöpfer, dies ist nicht fair! Diese Menschen haben uns ausspioniert und unsere Pläne gehört, und jetzt werden sie unser Wissen gegen uns verwenden!“

Damals wandelte der Schöpfer häufig in menschlicher Gestalt auf Erden, bewunderte, was er erschaffen hatte, und pflegte Umgang mit den Menschen, Pflanzen, Tieren, Steinen und anderen Wesen. In jenen Tagen erschien er als kleiner alter Mann mit Glatze und einer knolligen Nase. So wird er häufig in der alten Kunst der Maya – die bis zum heutigen Tag überlebt hat – dargestellt. Er hörte die Appelle und erschien. „Was ist das Problem, meine Kinder?“, fragte er. Die ärgerlichen Pflanzen und Tiere sagten, dass die Falschheit der Menschen ihnen ihre Kräfte geraubt hätte. Die Welt wäre aus dem Gleichgewicht und ein Opfer sollte dargebracht werden; sie rieten dazu, alle Menschen zu töten.

Der Schöpfer überlegte es noch einmal. „Es ist wahr, dass dieses Wissen die Welt aus dem Gleichgewicht werfen könnte“, stimmte er zu, „doch alle Menschen zu töten, wäre nicht gerecht und würde die Erde ebenso aus dem Gleichgewicht bringen. Wäret ihr zufrieden, wenn die beiden, die das Delikt begangen haben, als Exempel und Lektion für die Menschen bestraft würden?“

Die Tiere brummten und murrten, aber da der Schöpfer der Schöpfer war und wusste, was am besten war, willigten sie ein. Der Schöpfer wandte sich dem jungen Cherokee-Paar zu und sagte: „Seid ihr willens, euch für die Menschen zu opfern und so Harmonie in die Welt zu bringen?“ Das Paar sagte, sie würden dies tun, wenn zu sterben bedeutete, dass Frieden, Gleichgewicht und Harmonie zu allen Wesen gebracht werden könnte. „So soll es denn sein“, sagte der Schöpfer und gab ihnen die Wahl: Sie konnten in eine Pflanze oder in ein Tier verwandelt werden. „Was soll es sein?“, fragte er.

Das Paar dachte darüber nach und entschied sich dafür, zur Pflanze zu werden. Der Schöpfer verwandelte sie auf der Stelle in Zedern. Und so ehren die Cherokee die Zedern heute als Vorfahren und als heilige Pflanzen, die alles Übel abwehren. Wenn sie im Feuer geopfert werden, so bringt die körperliche Manifestation des Schöpfers Gleichgewicht und Heilung zu allen Dingen.

Sternvölker lehren das Zählen

Die vierte Geschichte wurde mir von einem meiner Lakota-Lehrer in der indianischen Kirche erzählt, in der die *Peyote*-Pflanze (eine Kaktusart: Lophophora williamsii) als heiliges Sakrament und mächtige Medizin geehrt wird.[3] Wir sprachen über meine heilige Pfeife (Lakota, *chanupa*), die "Sternenpfeife" genannt wird, denn wenn sie hoch zu den Sternen gehalten wird, zeigt das Muster auf ihr, von welchen der Sternvölkern sie stammt. Diese Geschichte bezieht sich nicht speziell auf Pflanzen- und Tiervölker, sondern auf die Menschen und wie diese das Zählen lernten – das erste Wissen. *Makato, makato, makato, achili...*

Vor langer Zeit wussten die Menschen nicht zu zählen; tatsächlich wussten sie nicht einmal, dass sie es nicht wussten. Sie behandelten jedes Ding – Pflanze, Tier, Stein – als etwas Individuelles. Da ist diese Pflanze, dort ist das Tier, da ist der Stein. Jedes war ein Individuum und jedes hatte seine eigene Macht, seine eigene Medizin, Fähigkeiten, Wissen, sein eigenes Wesen. Es gab keinen Grund zum Zählen. Die Menschen hatten alles, was sie brauchten.

Doch dann kamen die Sternwesen zu Besuch. Zunächst gab es da diese Wesen, die zu einem Bereich am Himmel zeigten und sagten: „Das ist es, wo wir herkommen." Dann gab es da diese Wesen, die zu einem anderen Bereich am Himmel zeigten und sagten: „Das ist es, wo wir herkommen." Nach einer Weile wurde es verwirrend. Da gab es diese Wesen und jene Wesen und weitere Wesen. So viele Wesen. Also begannen wir zu sagen: Eins, diese; zwei, jene; drei, jene weiteren...und so weiter, bis wir endlich das Zählen gelernt hatten. Und das veränderte die Welt. Dinge und Wesen wurden zu voneinander getrennten Dingen, die wir zählen konnten und die nicht länger nur eins waren, und eins, und eins, alle ein Teil von diesem, was eins ist.

Geschichten erteilen Lektionen

Jede dieser Geschichten erteilt viele Lektionen bezüglich der wechselseitigen Beziehung der Menschen-, Pflanzen- und Tiervölker.

In der Kojote-Geschichte mag eine Lektion sein, dass unsere Tiernatur immer bei uns ist. Wir teilen mit dem Kojoten die Fähigkeit, Dingen Namen zu geben; dies kann heikel sein, denn das, was benannt wird, wird zu einem Ding außerhalb seiner selbst, das nicht unbedingt seine wahre Natur sein mag. Die Geschichte weist auch warnend darauf hin, dass die Menschen in Bezug auf ihren Status als vorherrschende Art tatsächlich Nachkömmlinge sind und damit auch Verantwortung übernehmen müssen. Unser Status als ranghöchste Wesen mag nicht von Dauer sein.

Eine Lektion in der Bären-Geschichte kann es sein, dass wir nicht sehr weit von unserer Tiernatur entfernt sind und leicht dahin zurückkehren können. Zivilisation ist eine heikle Geschichte, mehr ein Glauben als eine Tatsache unseres Seins. Wir sind mit den Tieren und Pflanzen verwandt, und sie sind hier, um uns zu helfen. Wir müssen nur fragen.

In der Geschichte des Krieges gegen die Menschen sehen wir, dass die Menschen gelehrt werden, die Pflanzen- und Tiervölker zu respektieren. Die Zeder dient als Erinnerung daran, dass sie verwandt sind und jede Pflanze und jedes Tier auf ehrerbietige Art und Weise behandelt werden sollte (nicht zu viele auf einmal sammeln, auf ehrerbietige Art und Weise sammeln, eins hier, eins dort). Außerdem zeigt die Geschichte, dass es ein Heilmittel für jedes Gebrechen gibt, und Pflanzen und Tieren diese nicht nur verursachen, sondern sie auch heilen.[4] Dieses Wissen zu erlangen und Gleichgewicht zur Erde zu bringen, erforderte damals und auch heute noch immer ein Opfer, ebenso wie unsere Anerkennung dessen und Respekt dafür, wie wir in den Gesamtentwurf der Dinge passen.

Durch die Geschichte der Sternenvölker werden wir daran erinnert, dass die Menschen und das hochentwickelte Wissen, wie etwa die Wissenschaft und Technologie, noch recht jung sind. Wir sind nicht weit von einem anderen Weltverständnis entfernt, wonach es dort draußen noch immer viel gibt, was wir nicht verstehen. Mit diesem Wissen kommt Verlust ebenso wie Gewinn. Wir haben es gelernt, uns von der Welt zu trennen, sie zu zählen und zu messen, doch in der Trennung haben wir das Gefühl für das Einssein verloren. Wir können es uns nicht leisten zu vergessen, was zu uns gehört, selbst wenn wir es nicht sehen können.

Zusammen genommen erzählen uns diese Geschichten viele Dinge. Sie erzählen uns, dass wir einmal enger mit den Pflanzen- und Tiervölkern verbunden waren als heute und problemlos mit ihnen kommuniziert haben. Der Schöpfer und göttliche Wesen wurden häufig um uns herum gesehen und konnten bewusst herbeigerufen werden; und da sie unsterblich sind, sind sie immer noch bei uns, wenn wir sie nur suchen und uns selbst erlauben würden, sie zu sehen und zu hören. Die Pflanzen- und Tiervölker halten sich noch immer an ihren Teil des Handels, für uns zu sorgen – sie geben uns Essen, Obdach, Kleidung, Medizin, all die Dinge, die das Leben erhalten.

Tatsächlich enthalten die Geschichten eine Sicht, die allen Kulturen gemeinsam ist: Zu einer früheren Zeit lebten die Menschen in einem Garten Eden, in dem alle Dinge in Fülle vorhanden waren, ohne dass sie danach fragen mussten. Doch dann kam der Moment, in dem wir Wissen erlangten. Und mit dem Wissen kam eine Trennung von den Pflanzen- und Tiervölkern – und den göttlichen Wesen –, die wir heute als gegeben ansehen. Können wir den Garten zurückgewinnen? Ja, das können wir. Er hat uns niemals verlassen. Er ist noch immer bei uns, die ganze Zeit um uns herum, komplett mit Tieren und Pflanzen und göttlichen Wesen, die ohne Probleme mit uns kommunizieren.

Wie diese Geschichten veranschaulichen, kam die Abtrennung von Pflanzen, Tieren und dem Göttlichen mit einer bestimmten Art des Wissens; mit der Entwicklung der linken Gehirnhälfte, mit unserer Fähigkeit zu zählen, zu benennen, über die Welt um uns herum zu verfügen, sie zu lenken, sie zu benutzen. Zuvor lebten wir in einem Garten des Unwissens, des Seins, unbefangen, nur eins von vielen Wesen auf der Erde, mit einer entwickelten rechten Gehirnhälfte und deren Fähigkeit, sich etwas auszumalen, ganzheitlich zu verstehen und sich in jemanden einzufühlen.

Als das kognitive, rationale, männlich orientierte, geradlinige Denken der Menschen, das aus dem zugrundeliegenden Reptiliengehirn des Ich/mich/mein hervorging, dominant wurde, wandelte sich die Welt in eine der Unterscheidungen, des Konflikts, des Bauens, aber auch des Zerstörens durch Teilen, durch das Auseinandernehmen der Welt und das Wieder-Zusammensetzen nach unserem eigenen Abbild oder unsere Vorstellung von der Schöpfung. Seit jener Zeit haben wir den Anstieg von Zivilisationen gesehen, von Landwirtschaft, von Völkerstaaten, von Kriegen, die sich jenseits aller Rationalität entwickelt haben, und von der Zerstörung des Planeten auf Knopfdruck. Wir haben einen ungezügelten Impuls zum unkontrollierten persönlichen Profit erlebt, ohne Rücksicht auf das Plündern der natürlichen Ressourcen, die für das Überleben der Menschheit wichtig sind. Extravagante Rationalisierungen dafür, dass Reichtum in den Händen einiger weniger angesammelt ist, ganze Völker unter dem Joch von Mangel und Hungersnot leben und ganze Lebensformen, einschließlich eingeborener spiritueller Glaubenssätze, ausgemerzt worden sind. Alles Ergebnisse der linken Gehirnhälfte. Doch ist die rechte Gehirnhälfte verschwunden? Nein. Sie ist nach wie vor vorhanden, nach wie vor fähig, Mitgefühl zu geben – eine weibliche Energie der Liebe, ähnlich wie im Mutterleib. Es gibt das Denken an das Ganze, an den Kreis, an die umfassende und erfüllende Natur, an die bewusste Verbindung mit anderen, die nach Übereinstimmung und Unterstützung streben.

Die von der linken Gehirnhälfte gesteuerte Welt transzendieren

Wenn wir uns nur auf unsere linke Gehirnhälfte konzentrieren, dann wollen wir, dass alles in ordentliche Nischen passt und wir Kontrolle über Dinge, selbst über Vorstellungen haben. Wenn Vorstellungen nicht in unsere vorbestellten Nischen passen, so verursacht dies Bestürzung, sogar Ärger und Zerstörung. Dieser Wille, zu dominieren, zu ordnen und zu kontrollieren, bestimmt alles, was wir sehen, hören und glauben. Das ist unsere logische, wissenschaftliche und an Regeln ausgerichtete Art, die Dinge zu sehen – der westliche Verstand.

Wenn wir Zugang zum Zwiegespräch der Pflanzen- und Tiervölker haben wollen, müssen wir uns selbst ins Gleichgewicht bringen. Wir müssen den inneren Raum schaffen, damit wir den äußeren Raum in der Sprache, die sie sprechen, hören können. Dies bedeutet nicht, dass wir unsere Welt ablehnen oder uns von unserer linken Gehirnhälfte trennen müssen. Aber wir müssen uns auf unsere rechte Gehirnhälfte konzentrieren, auf unsere Fähigkeit, offen und verletzlich zu sein, um das Unbekannte zu erkunden und Kreativität und Erforschung mit offenem Verstand und offenem Herzen zuzulassen, in dem Wissen, dass wir hierin von der Welt selbst unterstützt werden. Wir tun dies durch den Glauben. Der Glaube selbst ist eine Qualität der rechten Gehirnhälfte, die oftmals nur widerwillig von der linken Hälfte anerkannt wird. Wir tun dies, indem wir die Sicht der Welt annehmen, die uns unterstützt – das Medizinrad der Welt, das Medizinrad der Heilung –, die es uns erlaubt, das rationale Bezugssystem zu haben, das uns für einen ausgewogenen Blick auf Objekte, Wesen, Beziehungen, Wissen und Wahrnehmungen öffnet. Es ist eine Weltsicht außerhalb von Einschränkungen, beschränkenden Glaubenssätze, definierenden Vorstellungen und konzeptionellen Verpflichtungen, die von der linken Gehirnhälfte (Ego/Persönlichkeit) und unserer westlichen, logischen, begrenzenden, einschränkenden Welt der linken Gehirnhälfte auferlegt sind.

Der erste Schritt, um Zuhören zu lernen, ist die Entwicklung der Fähigkeit, den Unglauben der linken Gehirnhälfte auszuschalten, vollständig ins Bewusstsein treten zu lassen, was auch immer sich im Moment zeigen will, und es so zu akzeptieren. Du wirst zum Medizinrad, das deine linke Gehirnhälfte anerkennt und akzeptiert. Die geraden Linien vom Zentrum, deiner Seele, verbinden sich mit den Mächten, die zum Kreis all dessen hinausstrahlen, was du in deiner Welt wahrnimmst und umfasst. Dies ist ein Platz der Macht. Die Macht bist du.

Übung 3

Den Ruhepunkt finden

Wenn wir lernen wollen, mit den Pflanzen- und Tiervölkern zu kommunizieren, müssen wir zunächst den eigenen Dialog in uns selbst zur Ruhe bringen. Hierzu gibt es einige Techniken, die in beiden vorhergehenden Büchern – *Kraftplätze finden und schützen* und *Heilende Energien von Kraftplätzen und heiligen Orten* – ausführlich besprochen worden sind. Einige Techniken, die helfen können, den Kopf freizumachen, so dass wir das hören – wahrhaftig hören – können, was außerhalb unserer selbst ist. Dies nennt man: Den Ruhepunkt finden. Der Ruhepunkt ist der Punkt, an dem du zuhörst. Das heißt, der Ort, an dem kein innerer Dialog stattfindet, so dass deine gesamte Präsenz hervorkommen kann. Über die Jahrhunderte hinweg haben verschiedene spirituelle Wege den Ruhepunkt auf unterschiedliche Art und Weise definiert, doch es läuft immer wieder hinaus auf Stille, auf Ruhe, auf die Fähigkeit, die stille kleine Stimme des Schöpfers in sich selbst zu vernehmen. Das ist es, was wir wirklich sind.

Der einfachste Weg, um den Ruhepunkt zu finden, ist, die Hände in der Gebetshaltung zu umfassen und deine Augen auf die Mittelfinger zu richten. Wenn ein Gedanke in deinem Bewusstsein erscheint, ignoriere ihn einfach, bis kein innerer Dialog mehr da ist.

Übung 4

Wer sind wir? Wo sind wir?

Wir denken, wer wir sind, ist das, was wir denken. Aber wir sind nicht nur die Stimmen und Gedanken, die durch unseren Kopf strömen. Wer bist du? Du bist derjenige, der zuhört.[6]

Um zu kontrollieren, ob du dein authentisches Selbst bist oder einfach nur nach Vorgaben handelst, die du in der Kindheit akzeptiert hast, die aber nicht länger angemessen sind oder schlicht aus der Vergangenheit weiter herumgetragen wurden, mache eine Bestandsaufnahme deiner Gedanken. Schaue auf die Uhr und plane fünfzehn Minuten hierfür ein. Begib dich an deine Arbeit. Tue, was du tun musst, aber jedes Mal, wenn ein Gedanke erscheint oder sich wandelt oder Worte durch deinen Kopf fließen, notiere sie, vielleicht indem du ein kleines Aufnahmegerät benutzt, das du in der Hand halten kannst. Nach fünfzehn Minuten liste all die Worte, Gedanken, Gefühle und Urteile auf, die dir durch den Kopf gingen. Du wirst wahrscheinlich erstaunt sein, dass es so viele sind, und du wirst dich wundern, woher manche von ihnen kommen. Mache die Bestandsaufnahme deiner Gedanken von Zeit zu Zeit, und notiere bewusst die, die nicht widerspiegeln, wer du wirklich bist. Instruiere deinen Verstand, dass du mit einigen dieser Gedanken nicht übereinstimmst, benenne sie, und schlage Verbesserungen in Gestalt von Affirmationen vor, wie zum Beispiel: „Ich bin ein positiver Mensch. Ich glaube, dass der Schöpfer mir in jedem Augenblick alles gibt, was ich benötige. Ich liebe jeden und verurteile niemanden, da ich das Licht in allen sehe." Und so weiter. Mit der Zeit werden sich deine Haltungen und Wahrnehmungen verändern, damit auch deine Urteile und letztendlich dein Leben. Wenn du dieser Lebensweise folgst, wird die Welt beginnen, dir dein wahres Ich zu reflektieren, sobald du wahrnimmst, wer du wirklich bist. Du wirst nicht mehr so einfach von Äußerlichkeiten, vom *Trickster*, vom Wege abgebracht. In dein Bewusstsein einprogrammierte fehlerhafte Vorstellungen werden verblassen, wenn deine Aufmerksamkeit davon weggezogen wird, sie zu verstärken. Dein Leben wird sich verändern, so wie sich deine Wahrnehmungen verändern.

Als zweiten Schritt mache eine Bestandsaufnahme deiner Emotionen, auf die gleiche Weise, wie du es mit deinen Gedanken gemacht hast. Schau, wohin sie dich bringen, woher sie kommen. Gedanken und Emotionen sind die größten Antreiber für Handlungen, wenn wir ihnen erlauben, Kontrolle über uns zu übernehmen.

Während du dies tust, trainierst du dein Urteilsvermögen, wahrscheinlich das wichtigste Merkmal des Schamanen: Das Wissen darum, wohin deine Energie geht. Das, woran wir hängen – ob Gedanken, Vorstellungen oder Objekte – bestimmt, wer und wo wir sind…unsere Realität. Unbewusst hängen wir vielen Dingen an. Das, an dem wir hängen, zeigt sich in unseren Worten und unseren Gedanken. Es wird darin reflektiert, wie wir handeln, denken, uns verhalten und sehen. Energetisch sind diese Anhaftungen sehr real. Sie werden häufig als leuchtende Kordeln gesehen, die tatsächlich Objekte, Menschen und Ereignisse in unser Leben bringen. Wir müssen uns unserer Anhaftungen ständig bewusst sein; diese Art des Urteilsvermögens – die sich in jedem wachen Augenblick und oftmals auch in der Traumzeit zeigt – ist das Kennzeichen des Schamanen.

Wenn wir den Blick auf unsere Anhaftungen verlieren, werden wir zu Sklaven unserer Gedanken, Gefühle und Ereignisse um uns herum, statt unsere Welt zu meistern und im Gleichgewicht zu wandeln. Dies erfordert ein gewisses Maß an Distanziertheit.

Das bedeutet nicht, dass wir nicht engagiert oder apathisch gegenüber der Welt, uns selbst oder anderen sein sollten; nur sollten wir immer achtsam sein, wie unsere Emotionen, unsere Gedanken und unser Verhalten innerlich und äußerlich ausgedrückt werden. Wir wollen unsere Macht nicht einem anderen, einem Ereignis oder einer äußeren Macht oder Situation geben. Stattdessen wollen wir großzügig sein, wenn Bedarf da ist, und sparsam, wenn notwendig – immer im Jetzt. Ansonsten gleiten wir in sinnlose Krisen und Dramen und verlieren uns, werden dabei von äußeren Kräften bestimmt und übernehmen häufig die Rolle des Opfers. Manche Menschen empfinden die Opferrolle oder den Verlust der Macht als so tröstlich, dass sie sich niemals daraus erheben. Sie erlauben sich, passive/aggressive „Energie-Heckenschützen" zu sein, die ständig auf Ereignisse reagieren und Energie in Rückzugsgefechten gegen die Kräfte um sie herum verschwenden. Diese Menschen sind niemals völlig in ihrer Kraft, weder persönlich noch spirituell oder emotional. Es ist eine Falle des Verstandes (Kojote), die vermieden werden sollte.

Mit Pflanzen und Tieren kommunizieren

Um mit Pflanzen und Tieren zu kommunizieren, müssen wir, wie in Übung 3 beschrieben, zunächst lernen, unseren Ruhepunkt zu finden. Wir müssen den Verstand ruhig werden und alle äußeren Gedanken verschwinden lassen, so dass wir 'hören' können, was uns die Pflanzen und Tiere zu sagen haben.

Vergiss alles, was du über Sprachen weißt. Menschliche Sprachen finden in erster Hinsicht in der linken Gehirnhälfte statt. Diese Aktivitäten erfordern ein Aufgebot kognitiver Fähigkeiten, einschließlich Gedächtnis und Logik. Pflanzen und Tiere haben kein Gedächtnis und keine Logik. Alle Pflanzen und Tiere leben im Jetzt. Eine Pflanze oder ein Hund sitzt nicht herum und denkt: „Hmmm, ich glaube, dieser Mensch hat mich gestern ungerecht behandelt. Ich schwöre Rache und werde sie morgen ausführen!" Um mit ihnen Kontakt aufzunehmen, musst du dich also auch im Jetzt befinden, auf eine Art und Weise, die sich mit ihnen trifft.

Du besitzt die Fähigkeit, auf eine bedeutungsvolle Weise Verbindung mit ihnen aufzunehmen und zu sprechen, doch diese Fähigkeit ist nicht in der linken, sondern in der rechten Gehirnhälfte angesiedelt. Wenn wir daran denken, mit jemandem zu sprechen – dies kann auch eine Pflanzen- oder Tier-Wesenheit sein –, so meinen wir vielleicht, dass wir laut sprechen werden; und wenn dies dabei hilft, das Sprechen zuzulassen, so mag es so sein. Da jedoch weder Pflanzen noch Tiere auf diese Weise – ein-Wort-nach-dem-nächsten, wie ein Frachtzug auf Bahnstrecken – denken, sondern auf kreisförmige Art und Weise, wo alles Jetzt ist, würden wir kein Gespräch führen können. Diese Unterhaltung findet im Reich der Intuition und Sensitivität statt, wo sie Gedanken, Vorstellungen und Konzepte hervortreten lässt. Tatsächlich ist es ein Prozess des *Erinnerns*.

Diese Fähigkeit liegt in dir; und sie funktioniert in beide Richtungen, eine Art von *heyoka* des Erinnerns. Um zum Zitat von Lewis Carrolls „Weißer Königin" vom Beginn des Kapitels zurückzukehren: „Ein Gedächtnis, das nur rückwärts funktioniert, ist ein schlechtes Gedächtnis."[7]

Du musst lernen oder dich daran erinnern, gleichzeitig nach innen und nach außen zu lauschen, dabei das Gedächtnis gleichzeitig aus deinem Inneren wie aus dem Äußeren kommen zu lassen und eins mit dem Augenblick zu werden.

Zum Garten zurückkehren

Wir können dies „zum Garten zurückkehren“ oder die Erinnerung an die Zeit des Garten Edens nennen, als alle Pflanzen und Tiere problemlos mit den Menschen sprechen konnten, bevor diese die Funktionen ihrer linken Gehirnhälfte entwickelten.

Stelle dir wieder die Zahl Acht vor, die dich darstellt mit der zum oberen Raum gehenden oberen Schlaufe und der zum unteren Raum gehenden unteren Schlaufe, die dich mit Himmel und Erde verbindet. Aber stelle dir auch auf der Seite liegende Achten vor, die nach außen gehen, um dich herum, vor dich und hinter dich, und von Seite zu Seite in alle Richtungen. Die Energie dieser Achten vor dir, hinter dir, von Seite zu Seite, darüber und darunter kreist mit Millionen von Pulsschlägen pro Sekunde. Sie nähert sich dabei Lichtgeschwindigkeit, so dass sie fast zu einem einzigen Puls werden, der beständig kreist und wiederaufbereitet wird. Dieser Puls ist das Prinzip der Resonanz, die Einklang bringt. Einklang kann am Beispiel von zwei musikalischen Metronomen gesehen werden. Wenn zwei Metronome in einem unterschiedlichen Tempo gesetzt werden, so stimmen sie sich aufeinander ein, wobei das kleinere schneller in das Tempo des größeren einfällt. Jeder Mensch und jedes Ding im Universum bestehen aus Energiemustern und pulsieren ständig. Es ist Bewegung und Ruhe; sich spiralförmig hinaus- und hineinbewegen. Das männliche Prinzip der direkten, nach außen gerichteten Bewegung und das weibliche Prinzip des Magnetismus, der nach innen zieht, pulsieren so schnell, dass sie wie eins erscheinen. Sie sind in Wirklichkeit eins, befinden sich nur in dieser Welt in Polarität. Durch diese Resonanz senden wir unsere persönliche energetische Unterschrift – oder den Stand des Ganzseins im Augenblick, wo wir sind, wer wir sind, wie wir sind – und sie wird von allen um uns herum zu uns reflektiert. Dabei bringt sie Informationen darüber, was es dort draußen gibt und wie unsere Beziehung dazu ist – alles auf einer unbewussten Ebene. Dies ist unsere Verbindung zu dieser Welt. Wir geben hinein, was wir energetisch benötigen, und die Wesen des Himmels und der Erde antworten. Sie bringen uns, was wir benötigen und suchen, was sie benötigen. Es ist eine Quelle des Gleichgewichts und eine Möglichkeit, auf unsere Welt einzuwirken und etwas hervorzurufen, ob wir diese Wesen bewusst in Anspruch nehmen, damit sie uns bei der Heilung und dem Ganzwerden unterstützen, oder nicht.

Die Achten – dein Energiefeld, deine Resonanz, die Einklang mit der Erde und allen Wesen suchen – sind noch immer innerhalb des Medizinrads, das du bist. Es bewegt sich nach außen, ist aber durch deinen Energiekörper an diese Ebene gebunden.

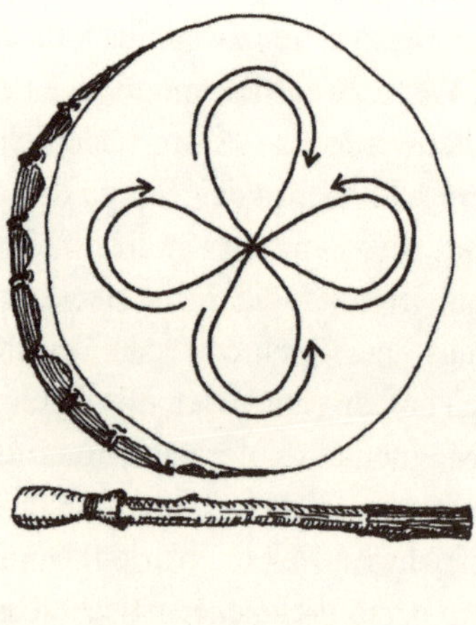

Dein persönliches Energiefeld

Das Energiefeld deines Energiekörpers erstreckt sich zu allen Zeiten über rund acht Meter in alle Richtungen auf dieser körperlichen Ebene.[8] In diesem Radius wirken wir auf alles ein, ohne darüber nachzudenken; und auch wir werden durch alles innerhalb dieses Feldes beeinflusst. Du kennst dies. Oft hast du beispielsweise innerhalb dieses Feldes gespürt, wie sich dir jemand leise von hinten genähert hat. Oder du hast dich jemandem genähert, der sich plötzlich zu dir umgedreht hat, weil er deine Anwesenheit gespürt hat. Du hast sicherlich manchmal gefühlt, wenn jemand, der beunruhigt oder ärgerlich war, sich in diesen Kreis begeben hat. Dies macht die Notwendigkeit für jeden, der sich mit dieser Arbeit beschäftigt, deutlich, dass er lernen und üben muss, sich zu erden, in seine Mitte zu kommen und sich zu schützen. Darüber hinaus besitzt jeder die Fähigkeit, dieses Bewusstseinsfeld zu erweitern. Wenn du beispielsweise hundert Meter entfernt jemanden die Straße hinuntergehen siehst und denkst, dass du diese Person kennst, konzentrierst du dein Denken, deine Absicht auf diesen Menschen. Er oder sie wird diese Energie fühlen und sich umdrehen, um zu sehen, woher sie kommt. Auch du wirst gelegentlich die Erfahrung gemacht haben, dass du plötzlich gespürt hast, wie dich jemand beobachtet. Manche Menschen geben sich mit Kleidung, Haar und Make-up große Mühe, um Aufmerksamkeit auf sich zu ziehen, und es geht ihnen mit dieser Energie gut. Sie benötigen sie, um sich vollständig zu fühlen, ebenso wie sie ein tägliches Vitamin zu sich nehmen würden. Ohne diese Energie fühlen sie sich wie auf Entzug, so als ob ihnen etwas fehlen, sie etwas entbehren würden. Diese Geben und Nehmen von Energie findet die ganze Zeit um uns herum statt, und wir alle nehmen daran teil, in größerem oder kleinerem Maße. Einige Menschen genießen die belebende Energie von Kindern, während sich andere nicht vollständig fühlen, ohne sehr viel Energie an Menschen, Orte und Dinge zu geben. Auch du besitzt die Fähigkeit, dein Bewusstsein innerhalb dieses Durchmessers von rund sechzehn Metern zu vertiefen, selbst zu anderen Dimensionen, anderen Orte in Zeit und Raum zu sehen, zu hören oder zu fühlen und dabei oftmals unbewusst mit Menschen der Vergangenheit, Gegenwart oder Zukunft Verbindung aufzunehmen. Hast du nicht manchmal an jemanden gedacht und dich gefragt, was dieser Mensch macht, und dann meldet er oder sie sich auf irgendeine Art und Weise? Wir sind immer mit allem um uns herum verbunden, selbst in anderen Dimensionen.

Dieser Kreis des Bewusstseins ist das Medizinrad deiner selbst. Der Kreis ist all das, was in dein Bewusstsein kommt; die geraden Linien laufen hinaus und verbinden dich mit allen Dingen sowie bestimmten Dingen, auf die deine Absicht sie lenkt. Im Schamanismus ist die Absicht das Wesentliche. Wir wollen unsere Energie gleichzeitig nach innen und nach außen gerichtet haben, mit dem, was hineingeht, hinausgehend und dem, was herauskommt, hineingehend, gleichzeitig, gleichberechtigt und im Gleichgewicht – und wir müssen dies in einer Haltung des Zuhörens tun. Der Weg hierzu geht über die Verbindung mit dem Ruhepunkt.

Wenn wir die Türen unserer Wahrnehmung öffnen, können wir uns selbst auf die Pflanzen, Tiere und Menschen um uns herum einstimmen. Seit meiner Kindheit habe ich die Fähigkeit besessen, die Gedanken der Menschen zu lesen. Es war keine bewusste Handlung. Ich hatte nicht gelernt, die Eingänge zur Wahrnehmung zu öffnen und zu schließen, daher öffneten sich die Türen zu seltsamen Zeiten. Ich ging beispielsweise mit einem

Freund die Straße hinunter und beantwortete eine Frage, um dann zu unserer beider Verlegenheit festzustellen, dass gar keine Frage ausgesprochen worden war, obwohl die andere Person sie im Kopf hatte. Dies war eine derart erschütternde Erfahrung, dass ich als Kind ständig meine Sprache und Gedanken kontrollierte, und nur dann Menschen antwortete, wenn ich sicher war, dass sie laut gesprochen hatten; oder ich schloss einfach die Menschen aus und sprach gar nicht. Infolgedessen wurde ich für schüchtern, verschlossen oder schlicht merkwürdig gehalten. Bis ich den Schamanismus kennenlernte, der Antworten auf die Fragen zu diesen Fähigkeiten gab, versuchte ich einfach, sie zu ignorieren, zu blockieren oder jedwede Gedanken, Gefühle, Emotionen oder Wahrnehmungen zu verdrängen. Dies war als solches lähmend und brachte mir eine sehr unglückliche, schwierige Kindheit und Jugend ein; und auch als Erwachsener, selbst mit Training in Urteilsvermögen und Wahrnehmung, taucht es gelegentlich noch auf.[9] Ich erinnere mich daran, dass ich als Teenager einem Freund, nennen wir ihn Robert, hiervon erzählte, nachdem es einmal geschah, als wir unterwegs waren. Robert erzählte dieses eng gehütete Geheimnis seiner Freundin, die mich damit auf einem Picknick konfrontierte. „Ich habe gehört, dass du Gedanken lesen kannst“, sagte sie skeptisch und lachte darüber. Ich war verlegen, da dies etwas war, was ich geheimgehalten und in mir selbst zu verleugnen und abzulehnen versucht hatte. „Manchmal“, erwiderte ich. „Es ist nichts, was ich bewusst tue.“ Doch sie stachelte mich an, nannte mich einen Lügner, was mich ärgerte, und forderte mich dann heraus: „Ich werde an etwas denken, und du wirst mir sagen, was es ist.“ Ärgerlich über den Vertrauensbruch meines ‘Freundes’ und auf diese junge Frau, die mich verspottete, stimmte ich zu. Dabei wusste ich selbst nicht, ob ich es auf Belieben tun konnte, da ich ständig versucht hatte, diese Fähigkeit zu blockieren und sie in keiner Weise gefördert hatte.

Ich setzte mich also auf den Boden und richtete meine Aufmerksamkeit nach innen. Ich sah mich selbst in einem dunklen Raum mit Kabeln und elektronischen Geräten sitzen und konnte einen Puls oder Schlag hören, der sich immer wiederholte: bump, bump, bump-bump… bump, bump, bump-bump… bump, bump, bump-bump… Ich grub meinen Weg durch die Kabelspulen und das Gerümpel, dem Geräusch folgend, bis ich hinter einem Stapel staubiger Geräte die Quelle des Geräusches, einen kleinen Fernseher, fand, über dessen Bildschirm unkenntliche Worte liefen. Ich konzentrierte mich auf die Worte, bis sie lesbar wurden, und 'las' sie – das heißt, sprach sie – ohne zu denken laut vor: „Ich liebe Robert."

Ich öffnete meine Augen, und die Augen der jungen Frau waren so groß wie Essteller. Ohne ein Wort lief sie davon. Danach vermied sie es, mich zu treffen, wo immer sie konnte, und sprach für zwei Jahre – lange nachdem meine Freundschaft mit Robert vorüber war – nicht mehr mit mir; und dann nur, weil sie Hilfe für ein Problem, das sie hatte, suchte, und dachte, dass meine Fähigkeit ihr helfen könnte.[10]

Ich erzähle diese Geschichte, weil wir alle diese Fähigkeit haben. Jeder Mensch verfügt über die Eigenschaft der Empathie, also über die Fähigkeit, emotionale Resonanz mit jemand anderem zu finden. Manche verwenden sie häufiger als andere, doch ist es eine Fähigkeit, die wir alle teilen. Weiterhin tragen wir alle die Fähigkeit in uns, auf die *Verbindung* mit einem bestimmten Ding, ob Person, Tier oder Pflanze, zuzugreifen und daraus einen verbalen, intuitiven oder visuellen Sinn abzuleiten. Wir müssen uns nur durch das Gerümpel in unseren Köpfen graben und den

Fernsehbildschirm, die Stereo-Lautsprecher, den Führer, Engel oder inneren 'Raum' finden, der den Sinn hervortreten lässt. Der Ruhepunkt, die Leere oder der leere/volle Raum in uns ist der Ort, wo du diese Verbindung finden kannst. Übe einfach, den Ruhepunkt zu finden, dann finde den inneren/äußeren 'Raum', damit diese Bedeutung hervortreten kann.

Spiele damit, probiere verschiedene Visualisierungstechniken aus. Stelle dir vor, dass du dich, so wie ich, durch das 'Gerümpel' hindurchgräbst, um den Bildschirm zu finden, oder stelle dir einen besonderen Raum vor, beispielsweise voller kleiner Bildschirme, wie in dem Film *Die Matrix*, wo verschiedene Szenen gesehen und gehört werden können. Möglicherweise stehst du in deinem inneren Raum oben auf einem Berg und kannst die Stimmen unten hören – welches Szenario auch immer für dich funktioniert.

Übung 5

Sich erden, in seine Mitte kommen und sich schützen

Das Erden beinhaltet das energetische Verbinden mit der Erde, um sicherzustellen, dass das Bewusstsein nicht von anderen Dimensionen aus handelt oder übermäßig von anderen energetischen Kräften beeinflusst wird. Um dich zu erden, visualisiere einen Energiefaden, der vom unteren Ende der Wirbelsäule (dem Beckenboden oder Damm, dem Wurzel-Chakra) bis tief in die Erde hineinreicht. Stelle dir dabei vor, dass er dich mit den heilenden und lebenspendenden Kräften der Erde verbindet und dir Unterstützung bietet, wohin auch immer du gehst. Wiederhole dies in Abständen durch den Tag hindurch, um deine aufgebaute Verbindung nochmals zu bekräftigen, vorzugsweise indem du dich an einen Felsen oder Baum lehnst, etwas, das das Wurzel-Chakra anrührt und es dir ermöglicht, dich mit der Körperlichkeit der Erde verbunden zu fühlen, um die Einflüsse von Energiekräften aus anderen Dimensionen zu minimieren.

Das Zentrieren beinhaltet, den Bewusstseinskern im Körper zu finden, Erdenergie von unten und höhere Erkenntnis von oben heranzuziehen, um aus einem Zustand des ausgewogenen Bewusstseins heraus zu wirken. Um dich in deine Mitte zu bringen, fühle die Erdenergie, die Leben gebende Kraft der Natur, durch deine Füße und Beine bis in den Mittelteil deines Körpers hinaufsteigen. Gleichzeitig fühle die lebenspendende Energie der Sonne – oder der Sterne bei Nacht – durch den höchsten Punkt deines Kopfes (das Kronen-Chakra) bis in den Mittelteil deines Körpers fließen, wo sie auf die heraufsteigende Erdenergie trifft. Wenn du diesen Prozess für das Errichten eines 'wissenden Raumes' benutzt, wird dich dies vor unerwarteten Störungen schützen und dir erlauben, ausgewogen zu arbeiten.

Das Abschirmen dient dazu, durch eine Absicht eine schützende Energieschicht um dich herum zu schaffen, die äußere negative Energie abzuleiten vermag. Um dich selbst zu schützen, visualisiere einen Kokon aus dich umgebenden Spiegeln, die ungewollte Energie nach außen reflektieren. Ziehe diese unsichtbare Rüstung wie einen Mantel an. Du kannst sie dir einfach als eine Blase aus weißem oder blauem Licht vorstellen. Es ist ein Schirm – aber kein Schleier –, um dich zu schützen, nicht um dich von etwas abzutrennen. Allein das Wissen, dass dieser Schirm dich sicher verwahrt und du ihn einfach durch deine Absicht zur Umhüllung herbeirufen kannst, lenkt alle negative Energie ab. Von Zeit zu Zeit energetisiere die Schutzqualität des Schirms durch das nochmalige Bekräftigen deiner Intention.

Übung 6

Mit Pflanzen und Tieren Kontakt aufnehmen: *Crazy Eights* (Verrückte Achten)

Wir treten mit Pflanzen und Tieren für ein Zwiegespräch in Kontakt, indem wir erkennen, dass auch sie im Jetzt leben und mit uns mitschwingen, wenn wir es erlauben. Wenn sich eine Pflanze oder ein Tier in deinem energetischen Radius befindet, innerhalb des Medizinrads, dass du bist, so teilt es seine Energie mit dir, ebenso wie du deine Energie mit ihr oder ihm teilst. Diese Verbindung ist da, ob du sie bewusst anerkennst oder nicht. Das Wort „anerkennen" sagt alles: Zugang zum Kennen, zum Wissen zu finden. Darum geht es beim Respektieren der Welt um dich herum. Wenn du Pflanzen und Tiere aus deinem inneren Wesenskern heraus respektierst und diesen Respekt an den inneren Wesenskern der Pflanze oder des Tieres richtest und diese Energie des Respekts auf einer tiefen Ebene teilst, dann teilst du Wissen. Aus diesem Grund lehnen Schamanen häufig die Bezeichnung „Schamane" ab und ziehen es vor, sich „Mann oder Frau des Wissens" zu nennen. Es ist das Wissen, was wichtig ist. Der Zugang zu diesem Wissen ist erlernt und kann wieder vergessen oder nicht benutzt werden. Man ist kein Schamane oder etwas Größeres als man selbst; es ist eine Gebrauchsbezeichnung, keine Errungenschaft. Aus diesem Grund bekommen Schamanen keine Diplome, die sie an die Wand hängen können und die erklären, dass sie Schamane sind; man ist weder eine Fähigkeit noch gehört diese Fähigkeit zu der Person, sie gehört jedem und niemandem. Sie wird entweder verwendet oder nicht verwendet, und während das Wissen bewahrt wird, so ist es nur ein winziger Teil dessen, wozu es Zugang geben kann. Wissen ist in der Welt, in den Welten, die der Pflanzen- und Tiervölker eingeschlossen. Wenn du eins mit den Pflanzen oder Tieren in deinem Medizinrad wirst, den mannigfaltigen Achten, dann bist du im Hier und Jetzt mit ihnen, im Austausch: Du gibst ihnen, während du auch von ihnen erhältst. Betrachte es als Tanz oder Symbiose. Man bewegt sich gemeinsam mit dem anderen, fließend im Bewusstsein, rückwärts und vorwärts, gebend und nehmend, Bewegung und Ruhe. Jeder von euch ist ganz und vollständig, ein System in sich selbst, jedoch im Austausch. Ein Teil von dir wird zur Pflanze oder zum Tier, und ein Teil der Pflanze oder des Tieres wird zu einem Teil von dir. Ihr vermischt euch teilweise, doch bewahrt ihr beide, du wie auch die Pflanze oder das Tier, euer wesentliches Selbst. Es wäre wieder die Gestalt der Acht, aber auf der Seite mit dem Punkt, wo sich die Formen leicht überkreuzen und sich dabei überschneiden, um sich den Punkt des Kontaktes zu teilen. Auf diese Art mag es scheinen, als ob die Gedanken, das Wissen der Pflanze oder des Tieres, aus dir selbst kommen, doch ist es tatsächlich in dir, in der Pflanze und im Tier. Du greifst nur an dem Punkt des gemeinsamen Verständnisses darauf zu. Dies ist das *heyoka*, sich nach vorn und zurück erinnern, ein Nach-Innen-Lauschen. Sieh es so, als ob du einen Stein deiner momentanen Wahrnehmung in das Becken deiner ganzheitlichen Wahrnehmung wirfst. Durch diese Handlung, durch die Resonanz, wird die Pflanze oder das Tier, mit dem du sprechen willst, das Gleiche tun. Wo sich die von jedem Punkt ausgehenden Kreise kreuzen und überschneiden, dort ist der Punkt, wo du Kontakt aufnehmen wirst, wo du vom Zentrum deines Bewusstseins aus gehört wirst. Du bist verbunden und getrennt nach *heyoka*-Art.

Nenne es *Crazy Eights* (Verrückte Achten).

Aus dem Energie-Notizbuch:

Die Krähe und die Eiche

Als Beispiel für die Verbindung und das Gespräch mit Pflanzen und Tieren erzähle ich hier zwei Ereignisse, die zu der Zeit stattfanden, als meine schöne Frau Annette Waya und ich umeinander warben. Sie lebte in Florida und ich war dort zu Besuch, vordergründig um eine Zeremonie für eine Umweltschutzgruppe zu gestalten, um den Mitgliedern zu helfen, ihre persönliche Verbindung mit der Erde und den Mächten zu finden. Ich wollte die Everglades sehen, und so reisten wir zum Mikasuki-Reservat und dem nahegelegenen Nationalpark. Auf der Fahrt sah ich, dass die Reservatsmitglieder Propellerboot-Touren anboten, und da ich noch nie in einem derartigen Boot gefahren war, sagte ich: „Oh, das würde ich gern machen!" Annette Waya sagte, dass es eine Sache für Touristen wäre und mich dies doch sicherlich nicht interessieren würde. „Oh doch", sagte ich, eifrig wie ein Kind. So hielten wir an und kauften unsere Tickets. Die Dame hinter dem Tresen sagte, es würde fünfundvierzig Minuten dauern, bis das nächste Propellerboot käme, um Leute in die Everglades hinauszufahren. So gingen wir den Kai entlang, setzten uns nieder und schauten aufs Wasser hinaus. Es war ein wunderschöner Sommertag, mit flockigen hellen Wolken an einem klaren blauen Himmel. Als wir dort saßen, kam eine Krähe, ließ sich im Baum über uns nieder und begann zu sprechen. Ich war selbstredend völlig auf meine zukünftige Braut fixiert, nahm nichts wahr und war nur auf sie konzentriert. Doch sie bemerkte die Krähe und sagte überrascht: „Weißt du, diese Krähe schaut dich direkt an und scheint etwas zu sagen." Ich schaute hoch, und tatsächlich, die Krähe lehnte sich mit schräggestelltem Kopf hinunter, ein Auge auf mich gerichtet. „Du hast doch gesagt, dass du mit Tieren reden kannst“, sagte Annette Waya, „und verstehst, was sie sagen. Was erzählt dir die Krähe?“

Ziemlich aufgeschreckt, musste ich mich aus der Stimmung, in der ich einfach nur dasitzen und sie bewundern konnte, zurückholen. Ich schaute auf den Vogel und sagte: „Nun ja, ich kann vermutlich herausfinden, was er sagt.“ Ich begab mich also zu meinem Ruhepunkt in mir selbst. Wieder konnte ich den Puls der Worte wie kleine Blasen in der Dunkelheit aufsteigen hören. Es waren weniger Worte als kleine Bewusstseinsblasen, die man platzen lassen und zusammenbauen musste, um ihre Bedeutung herauszufinden. Ich wandte ihnen meine Aufmerksamkeit zu, und die Blasen platzten mit einer Vision von dunklen Wolken und Regen.

Ich öffnete überrascht meine Augen, da die Sonne hell schien, mit nur kleinen, sanft gerundeten Wolken im Himmel, und sprach: „Sie sagt, dass es regnen wird.“

Wir schauten beide in den Himmel und lachten. Dann fuhren wir fort, uns zu unterhalten und uns aneinander zu freuen, bis fünfundvierzig Minuten vergangen waren und wir zum Bootsanleger zurückwanderten. Die Frau dort sprach gerade in ein Funkgerät und sagte, nachdem sie es abgelegt hatte: „Es tut mir leid, aber es zieht gerade ein Gewitter auf, und es ist zu gefährlich, mit Leuten hinauszufahren.“

Sie gab uns unser Geld zurück, und tatsächlich goss es eine Stunde später in Strömen.

Später, während des gleichen Florida-Besuches, war ich draußen auf dem Gelände des Ortes, an dem wir übernachteten, und Annette Waya zeigte mir seine verschiedenen Charakteristika, die Flora und Fauna und was die Besitzer zu vollbringen versuchten. Ihr Ziel war es, das Land in seinen ursprünglichen Zustand zurückzuversetzen, da es großflächig als Farmland verwendet worden war. Alle möglichen Sorten von fremden Pflanzen hatten überhand genommen, einschließlich einiger dieser Pflanzen, die sie entfernen wollten. Als wir spazieren gingen, fiel mir eine wunderschöne Eiche auf, und ich bemerkte: „Was für ein wunderbarer Baum!"

Ich ging zu dem Baum hinüber. „Ich muss mit diesem hier sprechen", sagte ich. „Er hat etwas zu sagen."

Ich pflanzte meine Füße fest auf die Erde an der Basis des Baumes, erdete mich, brachte mich bewusst in meine Mitte und platzierte dann meine Hände zu beiden Seiten des Baumes. Als ich mich vollends geerdet und zentriert fühlte, begab ich mich zu meinem inneren Raum des Zuhörens und versuchte, mich daran zu erinnern, was der Baum sagte. Zunächst war es leer und dunkel. Dann konnte ich meine Füße, wie die Wurzeln des Baumes, weit nach unten gehen fühlen. Ich spürte kühlen, erfüllenden Trost aus der Erde kommen. Dann wurde ich mir meiner Hände auf dem Baum bewusst. Sie veränderten leicht ihre Position, absichtslos, so dass sich meine Hände ganz warm anfühlten. Ich konnte die raue Rinde des Baumes als lebend, aber mit der Haut meiner Handflächen verschmelzend empfinden. Am richtigen Ort, ganz in Ruhe, ließ ich unsere Energien eins werden. Die Dunkelheit meines inneren Raumes begann sich zu lichten – und Bilder entstanden. Zunächst sah ich den blauen, den tiefblauen Himmel mit flockigen Wolken über mir. Ich konnte das Verlangen meines Selbst nach diesem Himmel spüren, die Wärme von oben, die herunterkommende Energie des Himmels, und konnte fühlen, wie meine Hände und Glieder die Blätter als goldene, lebenspendende Energie aufnahmen. Ich konnte all die Pflanzen und Tiere um mich herum als *ein* Netz des Lebens sehen, jedes durch seinen eigenen Faden mit mir verbunden, und die Liebe aller Wesen – Pflanze, Erde,

Stein, Tier – als Baum des Lebens, alle getrennt, aber verbunden, gebend und erhaltend.

Dann fühlte ich die Menschen: Eine Dunkelheit des Schmerzes und Konfliktes flimmerte durch mich hindurch wie ein stotternder schwarz-weißer Filmstreifen, wo die einzelnen Ereignisse fast zu schnell zum Sehen abliefen, aber mit scharfen, schmerzlichen Handlungen erfüllt waren. Dieser Filmstreifen schnell flimmernder Bilder ließ meinen Körper, meinen Geist, meine Seele schaudern und nach dem Sonnenlicht, dem blauen Himmel, den Wolken, dem Netz des Lebens ohne sie verlangen. Dieser Angriff von Bildern brach beinahe meine Verbindung mit dem Baum, doch mein Herz begann weiter zu werden, bis meine Herzenergie mich und den Baum beruhigte, und in der Einheit des Verstehens führten wir einen wortlosen Dialog. Ich gab dem Baum Liebe und Verständnis, und er gab mir das Gleiche. Es ist schwer in Worte zu fassen, was wir miteinander teilten. Doch es war ein Bild der Heilung, des Einsseins. Ich fühlte mein Bewusstsein zurückkehren und nahm meine Hände herunter. Nachdem ich meine Fassung, mein Selbst, wiedergefunden hatte, trat ich beiseite.

Die Worte kamen zu mir als Gefühle, als ob ich nach Ausdrücken suchte, um sie zu erzählen. Was ich Annette Waya erzählte, war dieses: „Alle Pflanzen, Tiere und Steine würdigen diesen Baum und brauchen ihn, er ist wesentlich für diesen Ort. Es ist der Großvater dieses Ortes. Ohne ihn würde dieser Platz, dieses Gebiet, dieses Netz des Lebens rundherum aus dem Gleichgewicht, aus der Harmonie geraten. Er erdet, zentriert und hält diesen Platz energetisch, so dass alle Wesen – diejenigen, die wir sehen, und diejenigen, die wir nicht sehen, die bekannten und die unbekannten, einen Platz haben, wo sie sein können."

Dieser Ort war ein Platz, an dem Wirbelstürme häufig das

Festland erreichten, und nachdem ich mit dem Baum gesprochen hatte, verstand ich den Grund. Ich erzählte Annette Waya: „Weil die Menschen allen Wesen hier so viel Schmerz und Zerstörung zugefügt haben, gedankenlose, brutale Handlungen – körperlich, emotional und seelisch – erstreckt dieser Baum seinen Geist hinaus in den Himmel, in dem Wunsch, dass Wirbelstürme das Leiden hinwegblasen mögen. Die Pflanzen und Tiere hier beten gemeinsam mit diesem Baum aus der Essenz ihres Wesens heraus, dass die Naturkräfte eingreifen mögen. Die Besitzer dieses Grundstücks sollten sich diesen Baum zum Freund machen, ihn ehren, ihm Liebe und Respekt schenken und seine Heilkraft willkommen heißen, damit seine Energie und Kraft sich dahin wendet, diesen Ort in Harmonie und Gleichgewicht zu bringen."

Natürlich sagte der Baum diese Dinge nicht in Worten; es bedurfte eines Menschen, um die Worte des Baumes ganzheitlich ausgedrückt zu interpretieren. Doch das Wissen, das übermittelt wurde, war klar und unmissverständlich, völlig im Jetzt ausgedrückt und von Körper, Geist und Seele empfangen.

Vielleicht hatte der Baum nicht genug Kraft, um Heilung und Gleichgewicht zu allen in Südflorida zu bringen. Dies kann nur der Schöpfer, gemeinsam mit allen seinen Wesen, einschließlich der Menschen, vollbringen. Doch was den Wirkungskreis dieses Baumes betraf – das Grundstück, auf dem wir standen –, so war es lebenswichtig für seine Heilung, Gesundheit und Ganzheit, dass jene Menschen, die dort lebten, ihre Energie auf die Schaffung eines Systems von Harmonie und Gleichgewicht mit diesem Baum und allen seinen Verwandten verwendeten.

Als ich vom Baum zurücktrat, fiel mir ein Vogelnest seiner ersten Astgabelung auf, keine zwei Meter über dem Ort, wo ich die Rinde des Baumes gehalten hatte. Es brachte mich zum Lächeln.

Annette Waya erzählte das, was ich sah, den Leuten, denen das Grundstück gehörte, damit sie den Baum entsprechend ehren konnten: Beispielsweise Gebetsflaggen an seine Zweige hängen, Tabak- und Nahrungsopfer für die Wesen bringen, die um ihn herumtanzen und einfach unter ihm sitzen und seinen Schatten genießen, das Seufzen seiner Zweige in der Brise hören, ihm Liebe und Dankbarkeit dafür geben, dass er da ist und für die Geschenke, die er allen Wesen bringt.

Bis jetzt sind die Wirbelstürme zu diesem bestimmten Teil des Grundstücks noch nicht zurückgekehrt.

Ich trage die Liebe, die dieser Baum mir gegeben hat, mit mir, wohin auch immer ich gehe, wie das Nest eines kleinen Vogels, neben meinem Herzen versteckt.

Der Energieaustausch

Wir tauschen ständig Energie mit Pflanzen und Tieren aus. Einmal fuhr ich beispielsweise mit rasenden Kopfschmerzen eine Bundesstraße hinunter, als ich aus dem Augenwinkel eine Bewegung wahrnahm. Ein Habicht flog von einem Baum auf und drehte, während ich zu ihm hinschaute, plötzlich ab, so dass er neben dem Auto entlang flog. Ich bewunderte seine Färbung, wie er auf mühelose Art und Weise so schnell flog, und erfreute mich an seiner Kraft und Schönheit – dann bog er ab. Ein paar Augenblicke später wurde mir bewusst, dass meine Kopfschmerzen verschwunden waren. An ihrer Stelle hatte ich dieses wunderbare Bild des Vogels und der verinnerlichten Wahrnehmung von Fähigkeit, Sinn und Macht.

Unzählige Male haben Vögel eine Attacke auf das Auto unternommen, indem sie darauf zugeflogen, dann im letztmöglichen Moment vor einem Zusammenstoß ausgewichen sind und mich erschüttert und energetisch verändert zurückgelassen haben. Dies ist auch dir zweifelsohne schon passiert. Es ist wichtig, die Art des Vogels oder Tieres wahrzunehmen, das diesen Anschlag auf dich unternimmt. Jeder Vogel und jedes Tier trägt seine eigene Medizin in sich: Die Eule wandert zwischen den Welten und bringt Weisheit von der anderen Seite; der Habicht ist ein Botschafter; selbst die kleinste Meise besitzt ihre Kraft als Sammler. Rehe, die häufig mit Autos zusammenstoßen und damit ihre Kraft den Insassen geben, sind Geisthelfer, die heilen und sanfte Führung und Schutz bieten können. Stinktiere werden typischerweise als stinkend betrachtet, und man versucht, sie zu vermeiden. Doch ihre Macht ist, dass sie beachtet werden. Es bedeutet, dass Menschen dich mit einer mächtigen Wirkung auf ihr Leben wahrnehmen. Waschbären können Verspieltheit bedeuten, aber auch Diebstahl oder *Shape-Shifting* (das Verändern der Gestalt), eine Qualität, die du in deiner gegenwärtigen Situation vielleicht hilfreich findest. Opossums haben die Fähigkeit, sich tot zu stellen, sind aber abgesehen von ihrer scheinbar skurrilen Art des Umgangs mit der Welt widerstandsfähige Überlebende. Wie spielt man dir einen Streich? Oder gibt es eine unorthodoxe oder kreative Strategie, die du verwenden solltest? Um die Medizin der Tiere zu finden, schaue dir die Qualitäten an, die sie besitzen. Schaue im Internet unter Totems nach oder lies Bücher über Totems.[11]

Die Tiere um uns herum, unsere Haustiere zum Beispiel, sind hier, um uns zu helfen. Sie geben und erhalten ständig Energie. Wenn ein Haustier krank ist, so ist dies häufig der Fall, weil es die Krankheit der Menschen angenommen hat. In diesem Fall wird das Heilen des Tieres kaum dauerhafte Wirkung haben, wenn das *Un-wohlsein* des menschlichen Gefährten chronisch oder nicht heilbar ist.

Der Kernpunkt ist hier, dass wir durch das Praktizieren des *inneren Zuhörens*, das Einswerden mit den Wesen um uns herum und in der Ferne, das Beibehalten unserer eigenen Achtsamkeit und das bewusste Kontaktaufnehmen, während wir selbst im Gleichgewicht sind, die Pflanzen und die Tiere um uns herum heilen, so wie sie uns heilen und helfen. Wenn wir mit uns selbst im Gleichgewicht sind, dann gleichen wir all die inneren Elemente unserer selbst aus, bringen die körperlichen, emotionalen, psychologischen, energetischen und spirituellen Aspekte zusammen in das Einssein, das Auswirkungen auf alles um uns herum hat und größere Gesundheit zu allen Wesen bringt, mit denen wir uns auseinandersetzen. Im Tibetischen Buddhismus bringen wir beispielsweise das *la*, das *yee* und das *sem* ins Gleichgewicht, harmonisieren unser *la* oder die Seele, wer wir wirklich in uns selbst sind, mit dem, was außerhalb von uns ist, und erlauben so dem, was außerhalb ist, nach innen zu kommen. Anders betrachtet, verschieben wir unseren Anteil des Welten-Hologramms, so dass das gesamte Hologramm ein neues Gleichgewicht und eine neue Ganzheit in die Manifestation entlässt. Jeder Einzelne, jede Einzelne von uns ist wesentlich dafür, dieses Gleichgewicht in die Welt zu bringen, mit möglicherweise enormen Auswirkungen.

Der Schmetterlingseffekt: Unsere Flügel ausbreiten

Um die Wirkung des bewussten Einsatzes deines Energiemusters für das Heilen von Pflanzen und Tieren in der Nähe und besonders in der Ferne zu erläutern, betrachte den *Schmetterlingseffekt*. Du magst dich an die These erinnern, dass der sanfte Flügelschlag eines Schmetterlings in Afrika Wirbelstürme in Amerika verursachen kann. Das Konzept stammt von Edward Lorenz, einem Meteorologen und Begründer der „Chaos-Theorie", in den sechziger Jahren des letzten Jahrhunderts. Er ließ routinemäßig Gleichungen für die Vorhersage der Wetterbedingungen durch den Computer laufen und beschloss, eine Serie nochmals laufen zu lassen. Um Zeit zu sparen, startete er diese jedoch nicht von Anfang an, sondern mitten in der Sequenz. Zu seiner Überraschung war die Wettervorhersage völlig anders. Er überprüfte seine Zahlen, und statt die Zahl 0.506127 zu verwenden, hatte er sie auf 0.506 abgerundet. Mit einer derart winzigen Veränderung – die beiden Zahlen waren praktisch identisch – hätte es das gleiche Ergebnis geben sollen. Doch da wiederholte Versuche das Gegenteil zeigten, bewies er, dass der geringste Unterschied in den Anfangsbedingungen (jenseits der menschlichen Fähigkeit, diesen zu messen) die Vorhersage von vergangenen oder zukünftigen Ergebnissen unmöglich machte – ein Gedanke, der gegen die grundlegende Physik verstößt. Zu jener Zeit sorgte er für Aufruhr, doch die Entdeckung hat seitdem neue Denkanstöße zur Natur von Vorhersage und Wahrscheinlichkeit hervorgebracht, deren Pionier tatsächlich bereits ein Jahrhundert zuvor der französische Mathematiker und Physiker Jules Henri Poincaré (1854-1912) war, der in der Theorie zu dem gleichen Schluss gekommen war. Seine Theorie war es, dass die Natur der Realität durch Fraktale und in Phasen eingeteilte Räume exakter beschrieben werden kann – dies waren bis 1975 nicht wiederentdeckte Forschungsbereiche, die den Physikern immer noch Rätsel aufgeben. Auch Poincarés Theorie stellte das moderne Denken über das Universum und die Realität auf den Kopf. Er bewies die Unmöglichkeit der Messung, indem er zeigte, dass kein mechanisches oder elektromagnetisches Experiment zwischen einem Zustand gleichartiger Bewegung und einem Zustand von Ruhe unterscheiden kann. Poincaré war offensichtlich vom Donnervogel berührt worden.

Materie erscheint und verschwindet in in Phasen eingeteilten Räumen und ist wahrscheinlich die Erklärung dafür, wie ein Objekt ein anderes Objekt, das buchstäblich ein Universum entfernt ist, beeinflussen kann. Fraktale werden inzwischen auch Grundschulkindern gelehrt, wobei Poincarés komplexer Gedanke auf die Einfachheit von Bildern reduziert wird, die sich aus kleineren Bildern zusammensetzen, von denen jedes einzelne dem Gesamtbild ähnelt. So sieht beispielsweise jeder Farnwedel aus wie der gesamte Farn. In der Tat könnten seine Theorien dazu führen, dass Fraktale nicht nur der Schlüssel für das zukünftige Reisen durch den Weltraum, sondern auch für die – mechanische – Zeitreise sind; denn Fraktale zeigen, dass Raum und Zeit ein und dasselbe sind. Dies bietet auch eine spirituelle Erklärung für die Erfahrungen von Schamanen und Sehern vergangener Jahrhunderte. Der Schamane befindet sich dadurch an der Spitze des fraktalen Farns, dass er an der Spitze des fraktalen Farnwedels ist; alle Wirklichkeiten sind nur eine Sache des *Sehens*, also der Verschiebung der Energieoktaven, die eine Realität oder Existenzphase mit einer anderen verbindet. In Poincarés Worten: Die Gleichschaltung von Raum und Zeit.

Wenn all dies etwas weit hergeholt erscheint, betrachte unsere *heyoka*-Art, die Welt zu sehen. Ziehe Gottes Murmel aus deiner Tasche und schaue sie an. Überlege dir, wie es wäre, wenn du ein zweidimensionales Wesen wärest. Deine Welt wäre die Ebene, ein zweidimensionales Medizinrad, von oben gesehen. Doch wir leben in einer dreidimensionalen Welt, so sehen wir die Murmel und verstehen zwei Dimensionen, weil wir von drei Dimensionen aus sehen. Doch stelle dir vor, du wärest ein vierdimensionales Wesen; die Welt wäre ein unendlich reicherer und komplexerer

Ort. Wenn du ein zweidimensionales Wesen wärest und alles das, was du sehen, anfassen, fühlen und wissen könntest, zweidimensionale Dinge wären, also Dinge, die von dir aus- und um dich herumgehen, doch nicht über und unter dir, dann wäre alles, was du wahrnimmst, zweidimensional. Wenn ein dreidimensionales Wesen in deiner zweidimensionalen Welt erscheint, so würdest du es in zwei Dimensionen sehen, als flaches Objekt. Doch wenn es vor dir erschiene, sich etwas nach oben bewegen und dann etwa zwei Meter entfernt wieder vor dir erscheinen würde, so hätte es für dich den Anschein, als ob es in das Dasein hinein- und wieder herausgetreten wäre. Das bedeutet nicht, das es zu existieren aufgehört hat, es hörte nur in deiner Welt und in deiner Fähigkeit, es wahrzunehmen, auf zu existieren. Es war die ganze Zeit da, doch in einer Dimension, die du nicht wahrnehmen konntest. Durch das Wechseln von Ebenen geschieht dieser Übergang in andere Bereiche ständig um uns herum, doch unser Verstand verschließt sich dem gewöhnlich, weil es nicht in unsere mentalen Konstrukte der Realität oder wie Dinge funktionieren hineinpasst. Wenn wir einen flüchtigen Blick einer solchen Sache erwischen, verwerfen wir diese Einsicht gewöhnlich oder ertappen uns vielleicht sogar dabei zu denken: „Habe ich das gesehen, was ich denke, gesehen zu haben?“ Dann tritt das Ego/der Verstand auf den Plan. Wir beschließen ein „Nein“ und vergessen es. Wissenschaftler befinden sich in dem Dilemma, das, was wir Wirklichkeit nennen, in drei Dimensionen zu messen; Dinge, die in unserer Realität nicht existieren können, zu messen, denn es ist die Basis der Wissenschaft, Dinge aufzuzeichnen, zu messen und Vorhersagen zu machen. Doch wie Poincaré vor nahezu einem Jahrhundert demonstrierte und was Schamanen über die Jahrhunderte immer gewusst haben, ist es ein fruchtloses Unterfangen zu versuchen, die Realität oder das, was wirklich jenseits unserer Sinne liegt, tatsächlich zu beschreiben.

Wenn wir in Gottes Murmel im Dreidimensionalen leben und ein vierdimensionales Wesen erscheint, so hätten wir keinen mentalen Rahmen, um dieses Wesen 'real' zu machen. Um eine Annäherung an eine vierdimensionale Gestalt zu bekommen, könnte man einen einfachen Würfel von einem Zoll nehmen und ihn auf zwei Dimensionen flach auseinander falten. Flach gelegt, würde er als Kreuz erscheinen – das heißt vier Vierecke von jeweils einem Zoll nach unten, mit zwei Vierecken von einem Zoll zu beiden Seiten des zweiten Vierecks. Wenn jedes dieser Vierecke dann zu Würfeln gefaltet würde, hättest du eine Gestalt, die wie ein dreidimensionales Kreuz erscheint. Das wäre die Gestalt eines vierdimensionalen Würfels von einem Zoll.[12] Mathematiker nennen dies einen Tesserakt.[13] In der heiligen Geometrie – das ist die Energie von Formen oder Beziehungen von Punkten im Raum, um Energie zu erzeugen – ist der Tesserakt ein Hyperkubus, auch Achtzell oder Oktachoron genannt. Er wird häufig als Gestalt von Engeln bezeichnet, oder in der Kunst als göttliches Licht dargestellt. Er setzt sich zusammen aus acht Würfeln mit drei Würfeln zur Seite, daher hat er sechzehn Ecken, zweiunddreißig Kanten, vierundzwanzig Vierecke und acht Würfel. In Madeleine L'Engles klassischem Kinderroman *Die Zeitfalte* reisen die jungen Leute mit Hilfe von Tesserakten durch Zeit und Raum, auch wenn tatsächlich die Reise durch fünf Dimensionen beschrieben wird.

Der Schlüssel dafür ist das Verständnis, dass die Welt sich aus Energien zusammensetzt, die jenseits der menschlich messbaren Fähigkeit liegen. Wenn wir unsere Absicht darauf konzentrieren, mit dem Bekannten konform zu gehen und dies erwarten, haben wir damit die Ergebnisse unserer Handlungen vorweggenommen; dann haben wir sozusagen das Feld dafür abgesteckt, beim Erwirken von Wundern zu versagen. Es ist genau der Schmetterlingseffekt der Annahme, dass es Mächte außerhalb unseres Verständnisses oder unserer Wahrnehmungsfähigkeit gibt, die uns bei unserer Heilungsarbeit helfen wird, ob sie vor Ort geschieht oder durch unsere Absicht auf der anderen Erdhälfte. Wir wollen, dass das Gesetz der unbeabsichtigten Konsequenzen, wie es sich durch den Schmetterlingseffekt ausdrückt, um uns herum, mit und durch uns wirkt und Wunder schafft. Das Entfalten unserer 'Schmetterlingsflügel' ist genau unsere Absicht, unser Wunsch und Ziel als Handelnde im Hologramm des Universums, welches das Medizinrad der Welt ist. Vergiss die Wahrscheinlichkeit: Die Welt ist jederzeit voller Wunder und voll des Potenzials für Wunder. Wir schaffen unsere eigene Wirklichkeit, indem wir Zugang zu den Mächten finden, die sich jenseits von uns und von unserem Verständnis befinden, so sicher wie das zweidimensionale Wesen auf Gottes Murmel gelegentlich drei Dimensionen sieht. *Heyoka? Hoka-hey!* (Mach Raum für die Energien!)

Symbole für die Fernheilung

Um das Heilen von Pflanzen und Tieren in der Ferne wie vor Ort zu verstärken, können Symbole verwendet werden.

Drei Symbole, die kraftvolle Auswirkungen haben:

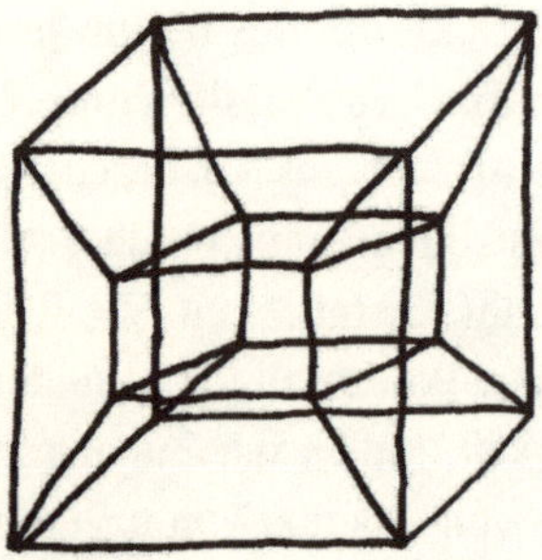

Tesserakt

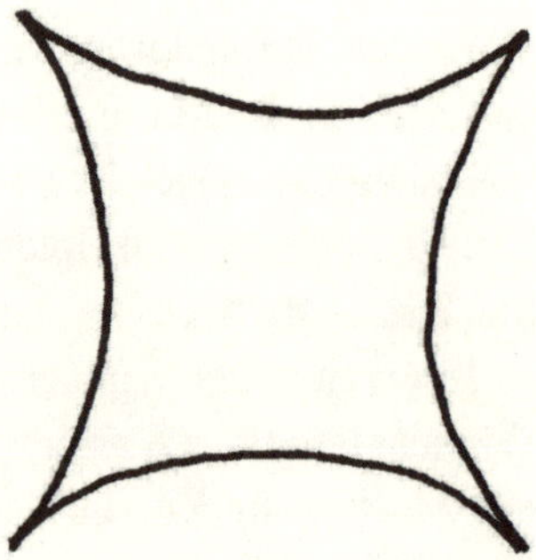

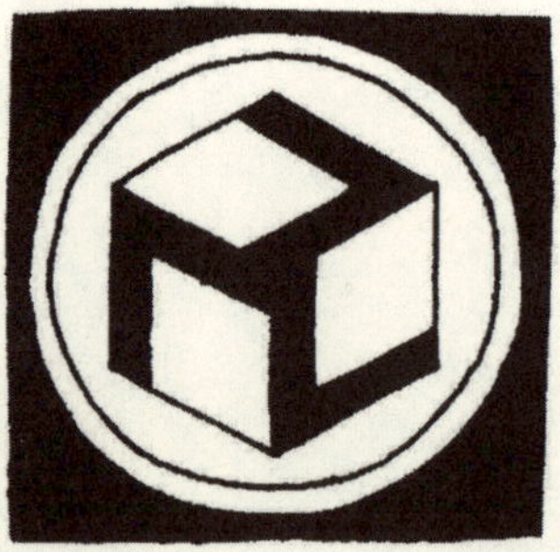

Antahkarana

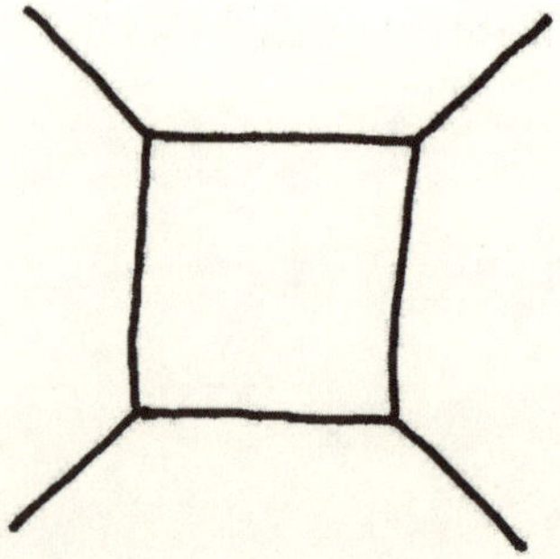

Umane

- *Tesserakt* – Als Heilsymbol regt der Tesserakt unsere uns innewohnende höhere Weisheit an und wird häufig beim Heilen mit Engeln verwendet, da die Linien zwischen den Punkten eine heilige Geometrie schaffen, die es den Mächten (einschließlich der Engel) erlaubt einzutreten.

- *Umane* – Vom Lakota *U-ma-nay*, bedeutet „Macht der Erde". Es ist ein Symbol und eine Handlung. Als Symbol wird es häufig in zweifacher Form dargestellt: Als Viereck mit geraden Linien, die ausstrahlen (in dieser Form häufig in alten Felszeichnungen zu sehen), oder als Viereck mit den vier Punkten leicht nach außen verlängert. Als Handlung wird das Symbol in vielen indianischen Zeremonien verwendet, um die Erde aufzudecken und der potenziellen Erdenergie zu gestatten, die Zeremonie zu verstärken. *Umane* könnte als *heiliges Feuer* der Erde selbst betrachtet werden – die Erdkraft. Es bringt die Mächte des Universums dazu, mit der Energie von Mutter Erde als Arbeitsprinzip Geduld zu haben (daher die verlängerten Ecken, die sich in den Raum erstrecken, den Globus umgeben).

- *Antahkarana* – Dies ist ein mächtiges altes Heil- und Meditationssymbol, das in Tibet und China seit Tausenden von Jahren verwendet wird. Es kann einfach dadurch Heilung und positiven Wandel hervorrufen, dass du es in deiner Gegenwart hast. Es verstärkt die Chakras und die Aura.

Jedes dieser Symbole kann auf die Erde oder den Boden eines Raumes in die Mitte eines Zeremonienkreises gelegt werden. Es kann als Altar verwendet werden, um gute Energien einzuladen oder nachts für Heilung in der Traumzeit unter das Kopfkissen gelegt werden. Die Verwendung des Symbols schafft ein morphogenetisches Feld, das die grundlegenden Muster aller Objekte durch die Zeit hinweg verschlüsselt und durch das sich alle Objekte an ihre archetypische Form 'erinnern'. Von diesem Feld aus können sich Engel, Göttinnen und andere Lichtwesen manifestieren, da ihre Form innerhalb der Archetypen des Feldes verschlüsselt sind.[14] Winkel von Linien innerhalb der heiligen Geometrie des Symbols werden verwendet, um Zugänge für das Eintreten positiver Energien zu schaffen, die in der Heilung helfen.

Dieses sind natürlich nicht die einzigen Symbole, die für Fernheilung verwendet werden können, doch es sind sehr wirkungsvolle, allgemeingültige Symbole. Du kannst sie aus diesem Buch kopieren oder deine eigenen gestalten, und sie sind auch aus anderen Quellen zu beziehen.[17]

Die energetische Gestalt von Pflanzen und Tieren

Jeder von uns ist ein energetisches System, das als eigenständige Einheit innerhalb eines uns tragenden Umfelds Energie aufnimmt und verbraucht. Unser einzigartiges Energiemuster bestimmt, wer und was wir sind: Pflanze, Tier, Mensch oder Stein. Wenn wir uns das Körperliche ansehen, so sehen wir die äußere Form, die in sich selbst nur der dichteste Teil des Energiekörpers ist. Unser wahrer Energiekörper umfasst das Körperliche wie auch das darüber hinaus Bestehende. In unserer energetischen Form sind wir Lichtwesen mit Bereichen, die noch in Dunkelheit liegen und geheilt werden müssen. Pflanzen und Tiere helfen uns dabei. Sie stellen das Licht oder die Energie bereit, die uns heller und in größerem Gleichgewicht erscheinen lassen; und wir liefern Licht oder Energie, um Pflanzen und Tiere zu heilen, wenn wir unsere

Kräfte dahin lenken, dies zu tun. Das heißt, wenn wir mit unserer lebenspendenden, heilenden Energie durch unsere Absicht verbunden sind. Darin sind sowohl mächtige Mitarbeiter des Schöpfers fähig, Energie durch unsere Absicht bewusst zu lenken, als auch die schwächsten der Schwachen in unserer Fähigkeit, uns einfach von den Kräften der Natur um uns herum abzukoppeln und nur mit unserem Intellekt zu leben.

Wir müssen beide Seiten unseres Gehirns nutzen – die rechte, um all das Wissen ganzheitlich hereinzuziehen, die linke, um es zu sortieren und zu verstehen, wenn wir bewusst mit Pflanzen und Tieren kommunizieren und sie heilen wollen. Wenn wir zu dem Abschnitt des Energie-Notizbuches über Eiche und Krähe zurückgehen, können wir fragen (siehe Seite 87): Wieso wusste die Krähe, dass es regnen würde? Wieso wusste der Baum, wie man Wirbelstürme anzieht? Weil sie beide völlig im Hier und Jetzt leben, wie alle Pflanzen und Tiere. Alle Energiemedizin findet im Hier und Jetzt statt. Mit unserer linken Gehirnhälfte verbinden wir zielgerichtet *einige* Flecken oder Punkte in der Zeit; doch mit unserer rechten Gehirnhälfte sind wir in der Lage, *alle* Flecken zu verbinden, selbst diejenigen, die scheinbar keinen Sinn machen. Wir tun dies, indem wir die jedem Augenblick zugrunde liegende Realität anzapfen. Die *reale Zeit*, so gut wie wir sie wahrnehmen können, im Gegensatz zur *Uhrzeit*, ist ein "V". Unsere linke Gehirnhälfte nimmt nur die oberen Ebenen des V wahr und füllt die Lücken von Punkt zu Punkt, um ein gewünschtes Ziel zu erreichen. Dabei folgen wir unserer Absicht. Doch wenn es unsere Absicht ist, innerhalb des Augenblicks so tief zu gehen, wie wir es können, dann bewegen wir uns zwischen den oberen Ebenen des V spiralförmig nach unten, so tief wie wir innerhalb des Augenblicks, jedes Augenblicks, existieren können, so dass unser Bewusstsein tiefer geht, um höher steigen zu können. Das heißt – erneut *heyoka* –, dass wir dadurch, dass wir tiefer in den Augenblick hineingehen, auch unsere Schwingungsfrequenz erhöhen. Wir werden dieses Thema später detaillierter erörtern. Da Pflanzen und Tiere immer tief im Augenblick absolut präsent leben, machen wir, wenn wir uns energetisch mit ihnen verbinden, Gebrauch von unserer Kraft, ihnen zu helfen, ebenso wie sie uns helfen. Sie helfen uns beim Funktionieren unserer rechten Gehirnhälfte; und durch unsere linke Hälfte, unsere organisatorischen Fähigkeiten, sind wir Mitschöpfer des Schöpfers. Vorausgesetzt unsere Absicht ist gut und steht im Einklang mit dem Fluss der Schöpfung.

Die Krähe konnte die Zukunft vorhersagen, weil sie den Bereich von jederzeit/keine Zeit berührte. Sie sagte nicht bewusst, dass es regnen würde, doch sie konnte es fühlen, spüren, sehen als eine Möglichkeit mit großer Wahrscheinlichkeit. Meine Gedanken waren beim Fahren des Propellerboots – das war meine Absicht –, doch die Krähe konnte sehen, dass dies nicht geschehen würde und meine Absicht kein Ergebnis haben würde. Sie hatte ein niedriges Potenzial, eine niedrige Wahrscheinlichkeit. Die Krähe nahm den Konflikt wahr und "sagte" mir, dass meine Absicht verschoben war, dass die Realität der Zukunft eine andere wäre. Durch das Verbinden mit meiner rechten Gehirnhälfte konnte meine linke Gehirnhälfte die von der Krähe erhaltene Information einsortieren, so dass sie für meine Situation Sinn ergab: Es würde regnen.

Jemand, der wirklich fachkundig ist, könnte in der Tat durch die Augen der Krähe blicken und nicht nur den Regen der Zukunft, sondern auch andere Dinge, die mit seiner Absicht in Harmonie oder in Konflikt ständen, sehen. Eine Fähigkeit, die auf schamanischen Reisen und in Traumzeit einfacher zugänglich ist. Diese

Fähigkeit kann mit der Zeit durch Übung entwickelt werden, doch dies erfordert Ausdauer.

Die Eiche konnte Wirbelstürme herbeirufen, da sie mit allem innerhalb ihres Kreises verbunden war: Vögel, Steine, Tiere oder Pflanzen. Wirbelstürme mögen aufgrund der Erdenergie und der Lage des Ortes in der Nähe des Ozeans ohnehin kommen; doch die Landung an diesem speziellen Ort war wahrscheinlicher, weil die Pflanzen und Tiere gemeinsam durch ihre Absicht ein größeres Potenzial dafür schufen, damit es hier geschah. Wenn Tiere leiden, geben sie Energie durch Erschauern und Zittern ab, um sie zu den schmerzenden Bereichen zu ziehen und den Schmerz so zu entfernen. Damit setzen sie ihre Heilung frei. Wenn Pflanzen leiden, so sondern auch sie Energie ab. Sie sterben sogar, um die Giftstoffe um sie herum körperlich, spirituell und energetisch abzugeben. Sie nehmen auch Energie auf, je nach Wissen der Pflanze oder des Tieres und je nachdem, welche Macht sie haben, ihre Heilung zu unterstützen. Die Pflanzen und Tiere an diesem Ort wussten, dass Wirbelstürme – große Winde und Regen – reinigen, entschlacken und neue Zyklen starten. Sie ließen ihren Schmerz dadurch los, dass sie die Voraussetzungen für das Anlanden von Wirbelstürmen an jenem Ort anzogen.

Der energetische ‘Entwurf’ ist in der Pflanze oder im Tier verschlüsselt

Alle Pflanzen und Tiere tragen in sich den Entwurf dessen, was sie sein sollten. Sie tragen ihn ebenso in sich wie wir. Wissenschaftler nennen dies DNS: Die Codes mit den spezifischen Energiemustern, die sich selbst von einer Generation zur nächsten reproduzieren. Wenn sie beschädigt sind, so werden sie sich selbst erneuern, damit sie wieder heil werden oder den Weg dahin für zukünftige Generationen bereiten, indem sie sich weiterentwickeln, um bestehenden oder zukünftigen Bedingungen gerecht zu werden. Die DNS, das Energiemuster, welches das körperliche Dasein definiert, ist nicht in Stein gemeißelt. Sie kann sich verändern, je nachdem was die Bedingungen verlangen. Selbst wenn die einzelne Pflanze oder das einzelne Tier entstellt ist, so bleibt das Muster seiner Energie – sein energetischer Körper – bestehen.

Der energetische Körper von Pflanzen und Tieren ist auch von Wissenschaftlern untersucht worden. In den vierziger Jahren des letzten Jahrhunderts entschlüsselte Dr. Harold S. Burr an der Yale Universität die Energiefelder um lebende Pflanzen und Tiere, indem er die elektrische Leitfähigkeit maß.[18] Er fand heraus, dass ein Salamander um sich herum ein Energiefeld in Form eines erwachsenen Salamanders hat; doch überraschenderweise stellte er auch fest, dass selbst ein unbefruchtetes Ei eines Salamanders ein Energiefeld von etwa der Gestalt eines erwachsenen Salamanders hatte. Ebenfalls in den vierziger Jahren entdeckte ein russischer Wissenschaftler, Semyon Kirlian, dass auch dann, wenn ein Teil eines Blattes abgeschnitten wird, das Energiefeld des übrigen Blattes weiterhin das vollständige Blatt ohne sein fehlendes Teil zeigt. Er nannte dies den „Phantomblatt-Effekt“. Durch eine Verfeinerung der Messtechniken fand Ion Dumitrescu in Rumänien heraus, dass das Energiefeld sogar so präzise war, dass es die verschlungenen Blattadern auf der Rückseite des fehlenden Blatt-Teiles beinhaltete. Burr fand auch heraus, dass Pflanzen auf die Bewegungen von Sonne, Mond, Gezeiten und Planeten reagieren und damit anzeigen, dass sie mit ihrer Umgebung eng verbunden und sich ihrer bewusst sind, was weit über die menschlichen Fähigkeiten hinausgeht.

Durch die Verwendung von adaptierten Lügendetektoren entdeckte 1966 ein Lügendetektor-Experte und Trainer des FBI, Cleve Backster, dass Pflanzen nicht nur auf körperliche Ereignisse um sie herum reagieren. Er dokumentierte auch Veränderungen in der Leitfähigkeit der Blätter, wenn die Pflanzen mit schädlichen Gedanken bedroht wurden, und zeigte, dass sie auf schmerzhafte Emotionen oder Störungen außerhalb ihres körperlichen Daseins reagieren. Sie reagierten sogar auf positive Ereignisse, wie das Erhalten von Wasser, bevor das Wasser ausgegossen wurde. Er dokumentierte, dass Pflanzen mit etwas interagieren, was man nur Gefühle nennen kann, und dass sie Gedanken von anderen innerhalb wie außerhalb ihres Energiefeldes genau einschätzen können.[19] Seitdem hat Backster in über fünfunddreißig Jahren sorgfältiger Forschung die konventionelle wissenschaftliche Darstellung eines Universums, das aus isolierten Einheiten besteht, dadurch unterminiert, dass er das verschlungene Netz von Empfindungsvermögen zwischen allen Wesen – selbst solchen, die wir normalerweise nicht mit Bewusstsein assoziieren – sorgfältigst dokumentiert hat.[20]

Heutzutage verwenden Ärzte und Krankenhäuser routinemäßig elektronische Abtasteinrichtungen, wie EKGs, EEGs und Kernspinresonanztomographie (MRI), um den Körper zu scannen und seine elektrische Leistung zu messen. Damit schaffen sie eine energetische Landkarte, die Krankheiten bestimmen kann. Doch abgesehen von dem Wissen darum, wie man diese Maschinen entwirft und baut, wissen die Menschen nicht, wie oder warum das Scannen von menschlichen Energiefeldern funktioniert. Die Wissenschaftler bilden den energetischen Körper ab, jedoch auf eine sehr begrenzte, mechanische Art und Weise. Heiler und Schamanen haben dies seit Tausenden von Jahren getan.

Der kritische Faktor, der in dieser Wissenschaft fehlt, ist der Geist. Wenn der energetische Körper darauf reduziert wird, dass er nur widerwillig als körperliche Manifestation anerkannt wird, so verliert er seine unendliche Macht, sich zu wandeln. Wissenschaftler können die elektrische Abstrahlung einer Pflanze oder eines Tieres mit ihren linken Gehirnhälften darstellen, doch sie benötigen die rechte Gehirnseite, um die Erkenntnis zu gewinnen, dass alle Dinge miteinander verbunden sind. Der Animus oder die Lebenskraft ist das Verbindende; und die körperliche Manifestation – das Sichtbare – ist eine Nebenerscheinung des Unsichtbaren, des Göttlichen. Die Wissenschaft hat die Macht, Materie zu wandeln. Der Geist hat die Macht, alles zu verwandeln. Die Wissenschaft ist auf sichtbare Phänomene in der körperlichen Welt reduziert, die man beobachten kann. Der unsichtbare Geist erschafft die körperliche Welt. Wenn wir Heilung bewirken wollen, ist der Trick sozusagen, uns selbst zu erlauben, im Zentrum des Medizinrads zu sein, zwischen den geraden Linien der Absicht und dem Kreis des Geistes.

Übung 7

Die energetische Gestalt einer Pflanze oder eines Tieres sehen

Eine einfache Übung für das Sehen der energetischen Gestalt der Pflanze oder des Tieres, die wir behandeln wollen, ist es, die Pflanze oder das Tier sehr genau anzusehen und uns ihre/seine körperliche Erscheinung – einschließlich der Bereiche, die behandelt werden sollen – einzuprägen. Dies kann entweder aus der Nähe oder auf Entfernung durch ein Foto geschehen. Plane etwa dreißig Minuten hierfür ein. Studiere die Pflanze oder das Tier genau, nimm jedes Detail wahr. Dann gehe in einen anderen Raum oder zu einem anderen Ort, wo du in Ruhe meditieren kannst, und gestatte deinem Geist, sich zu öffnen und dabei zum Ruhepunkt zu gelangen. Meditiere, trommele oder schüttele eine Rassel, was auch immer dir hilft, den Ruhepunkt zu erreichen, und beobachte, was du über diese Pflanze oder dieses Tier fühlst. Nimm die Eindrücke nicht auseinander und analysiere sie nicht. Erlaube ihnen einfach, so, wie sie kommen – ganzheitlich – an die Oberfläche der Gedanken zu treten. Erlaube und akzeptiere jede Gedankenblase, ob in Worten, Visionen, Eindrücken, Formen oder Gefühlen – und lasse sie sanft los. Nachdem du zum normalen Bewusstsein zurückgekehrt bist, nimm Papier und Stift und zeichne die Energien der Pflanze oder des Tieres. Drücke ohne Einschränkungen das aus, was aus dem Bereich von jederzeit/keine Zeit der Meditation zurückgeblieben ist.

Die Zeichnung muss nicht wirklich der körperlichen Gestalt der Pflanze oder des Tieres ähneln. Es kann beispielsweise die grundsätzliche Gestalt eines Hundes haben, aber mit einem Ohr, das stark aus dem Maßstab fällt und von dem Energie ausstrahlt, vielleicht in grellen Farben. Selbst wenn der verletzte Teil der Fuß ist, so mag es trotzdem tatsächlich das Ohr sein, was behandelt werden muss, wie es dir in deiner Meditation gezeigt wird. In der Energiemedizin kann die betroffene Stelle die sein, an der die Energie in Form von Krankheit hervortritt, nicht die Quelle des Ungleichgewichts. Möglicherweise wird dir in der Zeichnung deiner Meditation ein Punkt gezeigt, der der Auslöser ist. Vielleicht ist er weder mit der Quelle noch mit der Austrittswunde verbunden, doch er ist ein spezieller Ort, der Heilung benötigt und beides ausgleichen wird. Die Behandlung selbst wird sich dir offenbaren;

vielleicht ist Heilung mit den Händen oder einfach ein Gebet erforderlich. Möglicherweise wird dir ein Bild oder ein Symbol der Ganzheit gezeigt, und das schlichte Konzentrieren auf das Symbol im Gebet bringt die Pflanze oder das Tier ins Gleichgewicht. Es ist auch möglich, dass dir ein Symbol der gesamten Pflanze oder des gesamten Tieres in energetischer Form gezeigt wird, so wie die Pflanze oder das Tier als ganzes, vollständiges und gesundes Wesen sein sollte. Dieses Symbol wird als dein Führer für das Gebet dienen. Vertraue dem Schöpfer und deiner Verbindung mit ihm. Das Göttliche in dir, das mit allen Wesen Verbindung hat, wird dir den Weg zeigen.

Mit göttlichen Wesen Kontakt aufnehmen: Wir sind, was wir denken

Göttliche Wesen existieren jenseits aller Grenzen von materieller Zeit und Raum. Materialisten glauben, dass nur die körperliche Manifestation real ist: Doch was real ist, hängt vom Glauben ab. Wenn wir beispielsweise glauben, dass die Welt flach ist, dann ist die Welt gemäß unserem Glaubenssystem flach, und alles, was wir sehen, wird sich diesem Glauben anpassen. Denke an Galileo, wenn du Zweifel hast. Wie Buddha sagte: „Wir sind das, was wir denken. Alles das, was wir sind, entspringt unseren Gedanken. Mit unseren Gedanken gestalten wir unsere Welt."

Als die ersten Schiffe der Europäer an den Küsten Amerikas auftauchten, konnten die eingeborenen Völker diese buchstäblich nicht sehen. Es gab nichts in ihrem Glaubenssystem, das solche Erscheinungen unterstützte. Sie erschienen als Vögel und Wellen auf dem Wasser. Es ist überliefert, dass die Schamanen in der Lage waren, den Menschen die Schiffe zu zeigen, da sie es gewohnt waren, Muster zu sehen, die nicht in die gewöhnliche Realität hineinpassten; in diesem Fall die Art und Weise, wie die Wolken (sich bauschende Segel) und Wellen (der hölzerne Bug) sich trafen, um ein neues Ding zu formen. Erst dann waren die Menschen in der Lage, die Schiffe zu sehen. Nur wenn wir es unserem Verstand erlauben, die vor uns erscheinenden Gestalten zu sehen, wird unsere Welt mit den göttlichen Wesen bevölkert werden, die ständig unter uns wandeln.

Alle Kulturen haben göttliche Wesen. Es ist in vergangenen Jahren gesagt worden, dass indianische Amerikaner nicht an Göttinnen, Engel oder göttliche Wesen glauben. Dies sagen sie, um sich von dem zu distanzieren, was verächtlich New Age-Gedankengut genannt wird. Wenn dies so wäre, was war dann die *White Shell Woman* der Navajo-Schöpfungsgeschichte, oder ihre Schwester *Changing Woman*? Wer sind die *kachinas* der Hopi? Wer sind die *adawi* der Cherokee, oder Ixtel, das göttliche Wesen, das die Mayas noch immer verehren? Wer sind die Mächte, die die Medizinmänner demütig bitten, ihnen beim Bewirken von Wundern zu helfen? Die göttlichen Wesen der Welt, die verschiedenen Kulturen erscheinen, haben unterschiedliche Gesichter, doch sie sind alle ähnlich und dieselben, welcher Name auch immer ihnen gegeben wird. Wenn der Cherokee-Medizinmann Blue Deer, White Deer, Red Deer und Black Deer zu Hilfe ruft, um einen Menschen zu heilen, so ruft er die göttlichen Mächte dieser Geisttiere.[21]

Unsere Welt ist voller göttlicher Wesen jeglicher Muster und Kaliber, wie in meinem Buch *Kraftplätze finden und schützen* noch ausführlicher dargestellt ist. Manche Göttinnen sind mit einem besonderen Ort verbunden, wie einem heiligen Platz, einem Berg oder einem Tal, während andere sich an vielen Orten gleichzeitig manifestieren und zeitlos genug sind, in der Vergangenheit, Gegenwart und Zukunft zu existieren. Göttinnen können als Visionen in Flammen und Rauch gesehen werden, oftmals klein, doch können sie zu großen Höhen aufsteigen. Die Menschen haben solche Feuervisionen seit Tausenden von Jahren erlebt.

Andere Wesen schließen Elementarwesen ein, die auch als Kobolde, Wichtel, Feen und Elfen bekannt sind. Viele dieser Wesen, insbesondere die Elementarwesen, betreuen die Erdenergien von Pflanzen und Wasser, und jede Kultur hat einen Namen für sie: Elfen auf den Britischen Inseln, Kleines Volk bei den Cherokee, Dryaden in Griechenland, *leshiye* in Russland, *shedim* unter den Menschen jüdischen Glaubens, *afries* in Ägypten und *yowahoos* in Afrika. Manche sind sehr mächtig. In Irland gibt es beispielsweise die mächtigen Tuatha De Danaan, die von der keltischen Göttin Danu regiert werden. Obwohl sie unter die Kategorie der Feen oder Elfen fallen, werden sie für Abkömmlinge der Sterne gehalten, die die Erde vor vielen Jahrhunderten bevölkert haben. Es ist vielleicht nicht wirklich ein Zufall, dass sie in Macht und Geschichte den Wesen ähneln, welche die alten Tibeter als die *Lha* bezeichneten. Dem *Chojung* zufolge, einem Bericht aus dem 13. Jahrhundert, kamen die *Lha* zu einer Zeit auf die Erde, als diese ohne Vegetation war, und manifestierten Pflanzen und Tiere durch eine Form der tiefen Meditation, die *samten se* genannt wurde. Mit der Zeit vergaßen sie jedoch, wie diese funktionierte. Selbst Kobolde, die in der populären Kultur nahezu spaßig dargestellt werden, haben einen mächtigen Stammbaum. Der Name kommt vom Skandinavischen *alfar*, was auf die Geister der Berge, Wälder und Wasser verweist. Naturgeister besitzen eine große Bandbreite energetischer Qualitäten. Manche Wesen mit positiver Energie sind segensreich, wie etwa solche, die Pflanzen und Bäume bewohnen. Andere, mit negativer Energie, erscheinen in alptraumhaften

Zusammenhängen, wie etwa die Erscheinungen, die Alkoholiker in ihrem Entzugsdelirium sehen. Unsere Welt enthält im Überfluss weitgehend nicht wahrgenommene Wesen mit positiver wie negativer Energie. Wir sind wie Fische in einem Ozean, die es ablehnen, andere Fische zu sehen.

Es ist wichtig, sich bewusst zu machen, dass negative Emotionen negative Wesen anziehen, die sich von ihnen ernähren, während positive Emotionen positive Wesen anziehen. Das ist der Grund dafür, warum man es in jeder schamanischen Praxis vermeiden muss, der Furcht zu erliegen: Sie nährt die negativen Wesen und lässt sie schrecklicher und mächtiger erscheinen. Tatsächlich sind die meisten negativen Wesen harmlos, aber sie wissen, wie man eine furchterregende Erscheinung schafft. Wenn man ein furchterregendes Wesen bezwingen will, sollte man Liebe oder Lachen hervorrufen. Positive Energie ist für negative Wesen schmerzhaft und abstoßend und wird dazu führen, dass sie sich zerstreuen, während gleichzeitig positive Wesen angezogen werden.[22]

Wie in Kapitel 1 beschrieben, können wir unsere Fähigkeit zur Heilung von Pflanzen und Tieren dadurch verstärken, dass wir Mächte wie die *unoli* (die vier Himmels-Richtungen) anrufen. Doch wir können auch diejenigen anrufen, die das Land, auf dem wir arbeiten, bewohnen oder auf dem die Pflanze oder das Tier lebt. Alles, was dazu nötig ist, ist die Absicht und das Bittgesuch. Frage einfach und sei dankbar. Wir bringen Gebete dar, um den göttlichen Wesen für ihre Hilfe zu danken, bevor sie tatsächlich erscheinen. Wenn wir ihnen ein Gebet, wie beispielsweise "Bitte kommt uns zu Hilfe", anbieten, so enthält dies die Möglichkeit, uns nicht zu Hilfe zu kommen. Wenn es jedoch als Affirmation, wie in "Danke für deine Hilfe", angeboten wird, dann unterstützen wir die Handlung als einen Prozess, der bereits in Gang gekommen ist und schon Auswirkungen zeigt, während selbst die körperliche Handlung eine Wirkung unterstützt.[23] Dies mag wieder wie *heyoka* aussehen, doch wir bitten um Hilfe, indem wir uns für gegebene Hilfe bedanken und damit die Realität anerkennen, bevor die Realität auftritt, da sie bereits geschehen ist, wenn wir fragen. Wir geben Raum, akzeptieren, erkennen an und sind dankbar. Göttliche Wesen agieren in jederzeit/keine Zeit, somit ist ihre Hilfe gesichert, wenn wir sie zulassen. Dies tun wir durch Gebet, Erwartung und Absicht.

Um Heilungsarbeit an Pflanzen und Tieren vor Ort oder in der Ferne zu tun, ist es hilfreich, einen Ort für Wunder zu schaffen und dadurch die göttliche Macht hineinzulassen. Dies ist sowohl im körperlichen als auch im energetischen Raum, in der inneren wie auch in der äußeren Welt definiert. Für die äußere Welt kannst du einen Kreis mit Maismehl oder Tabak festlegen und dich hineinsetzen.[24] Wir sprechen ein Gebet, um dem Schöpfer und all seinen göttlichen Wesen dafür zu danken, dass sie uns in diesem Raum sein lassen, laden sie ein und danken ihnen für ihren Dienst als Türhüter, wodurch sie alle negativen Energien fernhalten. Für den inneren Raum erinnern wir uns daran, dass auch wir göttlich sind, Mitschöpfer und Funken des Schöpfers, die gute Medizin, *nvwati*, in uns haben. Dies kann mit dem Sanskrit-Gruß *Namaste* verstanden werden, der wörtlich besagt: „Das Göttliche in mir grüßt das Göttliche in dir."

Wir sollten uns daran erinnern, dass wir alle göttliche Wesen in menschlichen Körpern sind und mit jedem anderen Wesen – Mensch, Stein, Pflanze, Tier – unsere Mutter Erde teilen und mit ihr verbunden sind.

Wir sind, was wir fühlen

Bevor wir versuchen, Pflanzen und Tiere zu heilen, müssen wir nicht nur unsere Gedanken, sondern auch unsere Gefühle würdigen. Alle Materie, selbst Gedanken, haben Schwingungsfrequenzen – manche sind hoch, andere sind niedrig. Wir wissen intuitiv, dass unsere Schwingung am höchsten ist, wenn wir so nahe wie möglich am Schöpfer, am Göttlichen, sind. Doch bis David R. Hawkins die Schwingungsfrequenzen von Gefühlen gemessen hat, gab es hierfür keinen wissenschaftlichen Beweis.[25]

Über einen Zeitraum von zwanzig Jahren führte Hawkins Versuche mit Kinesiologie-Muskeltests durch, die zeigten, dass der menschliche Körper stärker oder schwächer wird, je nach Seelenzustand des Menschen. Er entwickelte einen Maßstab von 1 bis 1000, der das menschliche Bewusstsein darstellt: 200 (oder 20 000 Kreise pro Sekunde) schwächen den Körper, und von 200 bis 1000 stärken sie den Körper. Im Besonderen maß er Werte für Gefühle wie: Scham: 20; Schuldbewusstsein: 30; Apathie: 50; Trauer: 75; Angst: 100; Verlangen: 125; Ärger: 150; Stolz: 175; und Mut: 200.

Alles unter 200 ist schädlich für das Leben, sowohl für den einzelnen Menschen als auch für die Gesellschaft insgesamt. Alle Werte über 200 sind konstruktive Ausdrücke von Kraft. Die Werte für das Göttliche oder die Erleuchtung liegen in dem Bereich von 750 bis 1000. Über 200 liegen: Neutralität: 250; Bereitwilligkeit: 310; Akzeptanz: 350; Verstand: 400; Liebe: 500; Freude: 540; und Frieden: 600.

Bedauerlicherweise schloss Hawkins, dass sich 85% der menschlichen Rasse unterhalb des kritischen Wertes von 200 eingestimmt hat, während das gesamte Durchschnittsniveau des menschlichen Bewusstseins etwa bei 207 lag.

Es ist absolut nachvollziehbar, dass Gefühle zu einer höheren Vibrationsfrequenz als Gedanken fähig sind, vielleicht hast du festgestellt, dass es unmöglich ist – oder allenfalls unbeholfen gelingt – Emotionen in Worte zu fassen. Sie sind mit einem Reichtum von Vorstellungen und Wahrnehmungen beladen, die jenseits der Fähigkeit der linken Gehirnhälfte liegen, sie zu verarbeiten. Der Grund hierfür ist, dass der Verstand Informationen nur in der Geschwindigkeit von einer 1/30-Sekunde verarbeiten kann. Das ist messbar. Schau dir die Wirkungen eines Stroboskops an: Solange die Pausen zwischen den Blitzen langsamer als 1/30 einer Sekunde sind, erscheint es, als ob die sich bewegenden Dinge in der Zeit gefroren sind. Blinkt das Stroboskop schneller als eine 1/30-Sekunde, so scheinen die Objekte sich flüssiger zu bewegen, weil das Gehirn die Lücken auffüllt. Dies ist auch als „Persistenz der Vision" bekannt und der Grund dafür, dass wir in der Lage sind, Filme als fortlaufend zu sehen statt als viele aufblinkende Einzelbilder. Es erscheint normal, selbst wenn das Licht noch flackert, weil wir die Lücken, die schneller als eine 1/30-Sekunde sind, mit unserem bewussten Verstand nicht sehen.

Auf diese Weise werden auch Nachrichten aus dem Unterbewusstsein gesendet, an der Grenze zwischen bewusster und unbewusster Wahrnehmung. Das Denken geschieht in der gleichen Geschwindigkeit wie das Lesen. Du denkst so schnell, wie Worte sich formen und verarbeitet werden. Aber Bewusstsein geschieht in Lichtgeschwindigkeit. Für den Zugang zu einem höheren Bewusstsein bilden daher die Emotionen eine Brücke, indem sich die höheren Emotionen mit den niedrigeren Ebenen des höheren Bewusstseins selbst vermischen. Die rechte Gehirnhälfte existiert in dieser Schattenwelt von Emotion und Symbolismus, die sich mit dem höheren Bewusstsein verbindet. Durch die Jahrhunderte hinweg haben Mystiker so auf Weisheit zugegriffen, und Heiler berühren sie durch den Ruhepunkt, um höhere Energie in die Manifestation zu bringen. Während sich die linke Gehirnhälfte damit abplagt, ihre Umgebung und ihren Platz in der Welt zu verstehen, ist sich die rechte Gehirnhälfte ganzheitlich und sofort all dessen bewusst, was es in diesem Augenblick verarbeiten kann, mit der Geschwindigkeit des Lichtes.

Pflanzen und Tiere, die nicht durch Worte, Logik, Rationalisierungen und der Vorstellung von Zeit verlangsamt werden, stehen dem universellen Geist näher als Menschen, haben aber nicht die hochentwickelte organisatorische Fähigkeit der Menschen. Als Mitschöpfer des Schöpfers bleibt es uns überlassen, die unbegrenzte Bandbreite des universellen Geistes, auf die wir durch die rechte Gehirnseite zugreifen können, mit der Fähigkeit der linken Gehirnseite, Informationen zu sortieren und zu verarbeiten, ins Gleichgewicht zu bringen und durch Ritual, Zeremonie und Absicht Resultate zu manifestieren.

Du kannst dein eigenes Bewusstseinsniveau durch Kinesiologie bestimmen. Mache deinen Kopf frei, indem du zu deinem Ruhepunkt gehst. Lege deine rechte Handfläche über deinen Solarplexus und frage eine einfache "ja/nein"-Frage. Achte darauf, in welche Richtung sich deine Hand unbeabsichtigterweise bewegt. Es kann nur eine Andeutung einer Bewegung sein, mehr ein winziger Hinweis als ein offener Ruck oder eine gleichmäßige Bewegung. Du kannst beispielsweise deutlich deinen Namen sagen und sehen, in welche Richtung sich deine Hand bewegt oder wohin die Bewegung tendiert. Wenn sich deine Hand bei "ja" unabsichtlich nach links bewegt und bei "nein" mehr nach rechts, dann kannst du fragen: „Ist meine Schwingungsfrequenz 200?" Wenn ja, dann frage: „Ist sie 300?" Und so weiter, bis deine Hand sich in die andere Richtung bewegt. Dies ist eine Möglichkeit, sich mit der dem Körper innewohnenden Weisheit zu verbinden. Dein Körper, wie der von Pflanzen und Tieren, ist mit dem Jetzt verbunden. Wenn du diese Methode verwendest, dann solltest du dich sozusagen jedes Mal eichen, bevor du beginnst. Frage zunächst offensichtliche Fragen, um zu bestimmen, was "ja" und was "nein" ist. Wenn dein Kopf frei ist, in der Gegenwart, im Jetzt, dann kannst du deine Schwingungsfrequenz einschätzen und noch vieles mehr.[26] Trainiere deine Hand mit der ja/nein-Methode, indem du deine Schwingungsfrequenz kontrollierst.

Bevor wir Energiearbeit tun, ist es zwingend erforderlich, dass wir unsere Schwingungsfrequenz so weit wie möglich erhöhen. Wenn die Heilungszeremonie begonnen hat, wird unsere Schwingungsfrequenz mit dem Verlauf der Zeremonie weiter zunehmen. Doch wenn wir den *tipping point*, den Umkipp-Punkt, zu Beginn des Prozesses nicht erreichen, dann werden unsere Bemühungen umsonst sein. Wie soll man dies tun? Der Coach Wayne Dyer verwendet ein wunderbares Bild, um die Verbindung mit dem Göttlichen und seinen Energien zu beschreiben: Stelle dir vor, du fährst in einer Straßenbahn mit von oben herunterhängenden Haltegriffen zum Festhalten, wenn die Fahrt unruhig wird. Wohin auch immer du im Leben gehst, diese Haltegriffe – göttlicher Wille, die Kraft des Schöpferwillens für dein Leben, der Fluss der Schöpfung, unsere höhere Macht – sind immer in Reichweite. Stelle dir einfach vor, die Hand zu dem Haltegriff auszustrecken und dich festzuhalten.

Eine andere Analogie, die er benutzt, ist die Betrachtung, wie du dich auf die Welt und alles um dich herum konzentrierst. Der erste Mensch, der entdeckte, dass man aus Stahl ein Schiff bauen kann oder dass ein Flugzeug zu fliegen vermag, schaute nicht auf das Gewicht der Objekte, sondern auf ihren Auftrieb. Wer hätte sich vorgestellt, dass Schiffe von der Größenordnung kleiner Städte ohne Probleme auf dem Wasser schwimmen könnnen, oder ein Fahrzeug, dass Tausende von Tonnen wiegt und Hunderte von Menschen trägt, durch die Luft fliegen könnte? Das Wasser und die Luft waren und sind jetzt genauso wie damals. Wir sind diejenigen, die unsere Welt entweder mit Pessimismus, Skepsis und sicherer Erwartung dessen sehen, was geschehen wird, oder mit Hoffnung und der Möglichkeit, dass alles geschehen kann.[27] Skeptiker werden immer Gründe für Skepsis finden, und ärgerliche Menschen sehen sich in einer ärgerlichen Welt, angefüllt mit ärgerlichen Menschen. Doch Menschen mit Hoffnung und der Sicherheit des Glaubens beweisen häufig das Unmögliche und akzeptieren es als einen Weg der Welt. Das Öffnen des Herzens ist der Schlüssel dafür, Wunder zu vollbringen.

Bevor du mit der Heilungsarbeit beginnst, denke liebevolle Gedanken. Schwelge in ihnen! Genieße sie. Es gibt gewisse Erinnerungen, die für mich das Herz öffnen: Zum Beispiel erinnere ich mich an meinen Sohn, als er etwa drei Jahre alt war und in einem Sonnenstrahl tanzte. Ich war im Wohnzimmer und hörte ein Geräusch aus der Küche. Als ich hineinspähte, sah ich ihn, in Sonnenlicht gebadet, voller Entzücken über die Sonnenstrahlen tanzen. Solche reine Freude, solche Glückseligkeit. Die Erinnerung daran ruft immer ein Lächeln, eine Berührung des Wunders der Jugend hervor. Doch dies kann auch auf andere Weise erreicht werden, indem wir einfach die Liebe für alle Wesen bekräftigen und uns dabei Wesen des Lichtes vorstellen.

Lege deine rechte Hand auf deinen Solarplexus und erkläre: „Innig geliebte Göttlichkeit, ich gebe dir mein Herz" (oder ein ähnliches Mantra, das Liebe ausdrückt). Dies funktioniert auch, wenn dunkle Gedanken in unser Bewusstsein eintreten oder negative Selbstgespräche in unserem Kopf kreisen.

Atme tief ein, atme aus, atme wieder ein und bekräftige: „Schöpfer, danke für alle Dinge. Danke für diesen Augenblick. Danke, Mutter Erde, für all den Überfluss, den du bereitgestellt hast." Gib Raum, akzeptiere, würdige und sei dankbar.

Das ist der Zugang zum Herzen. Wir beginnen jede Zeremonie mit Gebeten der Dankbarkeit und Bekräftigungen der Liebe, um die Frequenz unserer Gedanken zu heben und dabei unsere energetische Matrix mit göttlichen kreativen Kräften zu durchfluten, die wir verwenden können.

Vier Arten, um mit Energie zu arbeiten

Es gibt vier grundsätzliche Arten, auf die ein Mensch mit Energiemedizin heilen kann: Channeln, Spiegeln, Annehmen und Verschmelzen.

Channeln gestattet einem oder mehreren göttlichen Wesen, den Körper als einen 'hohlen Knochen', einen Kanal für die Heilung, zu verwenden. Dies kann dadurch geschehen, dass die Mächte des Himmels und der Erde in Anspruch genommen werden; oder durch Reiki, die fernöstliche Praxis des Handauflegens, die es den Reiki-Führern gestattet, dem Menschen, der Pflanze oder dem Tier Heilenergie zu senden.[28]

Spiegeln macht Gebrauch von deinem Energiefeld, um der Person, der Pflanze oder dem Tier zurückzuspiegeln, was dem behandelten Wesen fehlt oder was aus dem Gleichgewicht geraten ist.[29]

Annehmen ist eine recht schwierige und möglicherweise sehr gefährliche Methode, mit der die Krankheit, das Un-wohlsein, vom Heiler angenommen und geheilt wird. Eine meiner Aktivitäten ist beispielsweise der Bärentanz (*Bear Dance*), eine spirituelle Praxis ähnlich dem Sonnentanz (*Sundance*), bei dem die Tänzer die Krankheiten der anwesenden Menschen und bis zu einem gewissen Grad aller Wesen annehmen, indem sie den Bären tanzen. Durch die Zeremonie werden wir zum Bären, zum Geist des Bären, und so ist es die Macht des Bären, die heilt. Die Tänzer praktizieren Reinigungs- und Läuterungstechniken an sich selbst, in erster Hinsicht *Inipi/Asi* (Schwitzhütte) für die Reinigung vor und nach dem Tanz. Während des Tanzes werden die Tänzer ständig von Salbei-Rauch umgeben, um sie im Geist-Zustand zu halten und zu verhindern, dass die Krankheiten sich ihnen anhängen, während der Geist des Bären die Krankheiten verwandelt. Das Annehmen sollte nur nach und mit intensivem spirituellen Training und Erfahrung angewendet werden.

Verschmelzen (sich Vermischen) bedeutet, eins mit dem zu behandelnden Menschen, der Pflanze oder dem Tier zu werden, so dass Krankheiten entfernt werden können. Für Menschen wird dies nicht empfohlen, doch es kann gut bei Pflanzen und Tieren funktionieren, wenn man fest geerdet ist, sich in seiner Mitte befindet und sich geschützt hat.

Bei all dieser Arbeit musst du sorgfältig damit sein, wie du die Energie verwendest. Es ist wichtig, dass du bei deinem Gebrauch die Energien unterscheidest und eigene Energie nur selten nimmst, dich stattdessen auf die Energie der Erde oder der Mächte verlässt, um Zeremonien auszuführen oder Heilung zu betreiben. Als ich mit der Heilarbeit und den Zeremonien begann, glaubte ich irrtümlicherweise, dass je stärker ich betete, je mehr ich mich bemühte oder mit je mehr Aufwand ich etwas tat, desto kraftvoller würde das Gebet oder die Zeremonie sein. Tatsache ist, dass je mehr wir arbeiten, desto weniger effektiv sind wir häufig, da unsere Anspannung und die Erschöpfung unserer persönlichen Energie dem im Weg stehen. Unsere Energiequellen im täglichen Leben sind Ruhe und Schlaf, verstärkt durch die Kraft der Träume; Energie von den Pflanzen und Tieren, die wir zu uns nehmen; der Energie aus der Luft, dic wir atmen, und aus dem Wasser, das wir trinken und das uns von Mutter Erde geschenkt wird; und die Geschenke des Göttlichen um uns herum, wenn wir fragen und sie annehmen können. Eine gute Faustregel ist es, unsere Absicht zu konzentrieren und dem Schöpfer und den Mächten zu gestatten, die Arbeit zu tun; dabei vielleicht 10 % persönlicher Energie und 90 % des Schöpfers und der Mächte aufzuwenden. Ich sage 10 % nur für das Konzentrieren des Geistes und möchte betonen, dass etwas persönliche Energie notwendig ist, um präsent zu bleiben, wenn tatsächlich der Schöpfer und die Mächte alle Arbeit verrichten. Wir müssen im Gleichgewicht, in der Schönheit gehen, um erfrischt und heil zu bleiben. Persönliche Energie ist endlich; die göttliche Energie ist unendlich und die Erdenergie nahezu ebenso.

Betrachte es so: Wenn Energie in Dollar gemessen würde, so würde jeden Tag eine bestimmte Unterhaltssumme auf dein tägliches Konto eingezahlt. Die Summe wird auf unterschiedliche Art und Weise ausgegeben, durch das einfache Bewusst-Sein, durch das Verwenden von Muskeln, bis hin zu jeder Art von Energiemedizin. Wenn du über deinen Verfügungsrahmen hinausgehst, dann zehrst du von Reserven und bist erschöpft, müde und ausgebrannt. Energiemedizin erfordert große Mengen von Energie; doch es ist Energie, die durch den Körper hindurchläuft, keine eigene Energie, die dem Körper entzogen wird. Wenn du beim Ausführen von Energiearbeit müde wirst, so bedeutet dies, dass du aus deiner persönlichen Energie schöpfst. Lass die Erdenergie durch dich hindurchlaufen oder das spiegeln, was um dich herum ist, je nach den Umständen. Selbst mit Gebet verbraucht man nur eine relativ kleine Menge von Energie, gerade genug, um Führung und Struktur bereitzustellen, während man die Macht durchlaufen lässt. Der Schöpfer tut die Arbeit. Es hilft nicht und sorgt auch nicht für ein besseres Ergebnis, wenn man *mehr* betet. Bete besser, nicht mehr. Richte deine Absicht auf das Ausrichten der Zeremonie und gib damit Wundern den Raum, geschehen zu können. Der Schöpfer bewirkt die Wunder.

Es gibt noch einen fünften Weg, um Energie zu verwenden: Das Heilen mit der ganzen Person. Wir mögen uns diesem durch bewusste Absicht nähern, doch über diese Fertigkeit verfügen wir noch nicht. Große Meister, wie Jesus und Buddha, haben uns den Weg gezeigt. Dies ist die Heilkraft des Universums, die die gewöhnliche menschliche Leistung durchdringt. Wir folgen diesem Weg, wenn wir unsere Wahrnehmung, Absicht und Fähigkeiten zum Heilen perfektionieren, indem wir Harmonie, Gleichgewicht und Ganzheit suchen. Mit der Erde in der Krise ist jetzt für jeden von uns die Zeit gekommen, um unsere Anstrengungen, Heilung, Gesundheit und Ganzheit zu bringen, zu verdoppeln. Jedoch gibt es da einen Vorbehalt: Wenn die ganze Person *heil wird*, so kann dies häufig ungeheilte Aspekte in jenen hervorbringen, mit denen sie in Berührung kommt. Dies wühlt die Menschen auf, denn sie können mit diesen fehlgeleiteten Anteilen ihrer selbst nicht umgehen. Die Geschichte von Jesus zeigt beispielsweise, wie man auf die richtige Art und Weise leben kann. Gleichzeitig ist sie aber auch ein Beispiel dafür, wie sein hoch entwickeltes Wesen die ungeheilten Anteile anderer und der Gesellschaft an die Oberfläche gebracht hat. Kreuzigung war damals – und ist es auch heute noch häufig – die einzige Art, auf die eine Kultur mit unseren hervortretenden ungeheilten Aspekten umgehen kann. So wie helles Licht dafür sorgt, dass Dunkelheit verschwindet, kann das hellere Licht auch ein Beispiel für die Tiefe der Dunkelheit sein. Es kann neben dem Erleuchten auch Makel aufdecken, die ansonsten vielleicht nicht bemerkt worden wären.

Von den vier Heilungswegen ist das Verschmelzen jene Methode, die wir jedes Mal anwenden, wenn wir mit Pflanzen und Tieren in einen Dialog treten. Dies hat als solches eine therapeutische Wirkung, denn es zeigt uns Wege, wie wir die Pflanze oder das Tier in die Einheit oder ins Gleichgewicht bringen können. Spiegeln ist auch etwas, was wir die ganze Zeit über tun, ob wir uns dessen bewusst sind oder nicht. Wenn du und dein bester Freund beispielsweise einen gemeinsamen Freund haben, den der eine gern mag und der andere nicht mag, so ist dies ein Beispiel für das Spiegeln. Etwas an der Person spricht den einen an und stößt den anderen ab. Der eine fühlt sich glücklich, erfrischt, belebt und kreativ in der Gegenwart dieser Person, während der andere nichts mit ihr gemein hat und mit gar nichts von dem, was dieser Mensch sagt, übereinstimmt. Wir sind alle Spiegel füreinander. Ein Mensch mag ungeheilte Anteile eines anderen, die als abstoßend angesehen werden, widerspiegeln, oder Bereiche reflektieren, die das Beste herauszubringen scheinen. Wenn wir ein Medizinrad schaffen, einen Gebets- oder Meditationsraum für Heilung, so fokussieren wir sozusagen unsere Spiegel tatsächlich so, dass die Pflanze oder das Tier darin die Energie gespiegelt bekommt, die sie benötigen, um zu heilen oder ganz zu werden. Dadurch, dass sie sich selbst in dem sehen, was durch dich gespiegelt wird, können sie auch auf die Entfernung ihre innewohnende Weisheit übernehmen und wieder integrieren.

Wenn wir die Energie der Pflanze oder des Tieres zeichnen und uns darauf konzentrieren, was ganz und vollständig ist, im Gegensatz zu dem, was aus dem Gleichgewicht geraten ist, dann spiegeln wir der Pflanze oder dem Tier, was ihnen fehlt. Das Gleiche passiert, wenn wir die Schwingungsfrequenz einer Pflanze oder eines Tieres steigern. Beides versetzt die Pflanze oder das Tier in die Lage, sich gegen ihren eigenen 'Entwurf' zu spiegeln, so dass Heilung geschehen kann.

Was das Channeln anbelangt, so erlaubt die Tatsache, dass wir die Mächte einladen, uns zu helfen, und wir zum 'hohlen Knochen' bzw. Kanal für sie werden, den Heilungskräften der Mächte durchzukommen. Wir sind einfach Kanäle für ihre Heilkraft. Zeremonien auf die Entfernung, die das Medizinrad verwenden, stellen eine positive Methode des Channelns dar. Doch wir können auch unsere Hände für die Heilung verwenden, sowohl wenn wir uns in der Nähe einer hilfebedürftigen Pflanze oder eines Tieres befinden als auch auf die Entfernung.

Aus dem Energie-Notizbuch:

Gingers Heilung durch Reiki

Reiki, die fernöstliche Methode der Heilung durch Handauflegen, funktioniert wunderbar für Pflanzen und Tiere. Sobald du eine Reiki-Einweihung erhältst, werden dir Tiere zuströmen, um die Heilenergie zu empfangen; Pflanzen werden sich sogar in deine Richtung beugen! Deine Aura, in die die Heilsymbole eingepflanzt werden, wird durch die Einweihung verändert, so dass Pflanzen und Tiere innerhalb des Radius deines Energiekörpers sofort deine Leitungsfähigkeit für Heilungsenergie erkennen. Alle Tiere nehmen Energie für sich in Beschlag – insbesondere Katzen (die ersten Energiearbeiter, wie die alten Ägypter erkannten). Sie sind in der Lage, Energie im physischen Körper eines Menschen sofort zu sehen und zu manipulieren (darum geht es beim "Kneten").

Ein Beispiel für die Tierheilung mit Reiki war meine Hündin Ginger, ein Boykin Spaniel. Ginger und ich waren gerade in mein Haus in Lena eingezogen. Ich befand mich in der Scheidung. Das Leben war nicht sonderlich glücklich. Ich versuchte, ein neues Leben für mich zu schaffen und hatte gerade erst Reiki gelernt.

Eines Tages, nachdem ich von der Arbeit nach Hause gekommen war, ließ ich Ginger nach draußen. Als ich das Abendbrot zubereitete, hörte ich einen schrecklichen Lärm. Ich schaute nach draußen – Ginger war von einem Auto angefahren worden. Ihr Körper war verstümmelt, und ich fürchtete um ihr Leben. Wir eilten zur Notaufnahme einer Tierklinik, wo der Tierarzt sagte, er würde tun, was er könne, und ich sollte sie über Nacht dalassen.

Am nächsten Tag ging ich zum Büro des Tierarztes. Er sagte mir, dass er operiert hätte, um ihr linkes Hinterbein wieder zusammenzusetzen, aber dass ihre Hüften gebrochen wären, sie würde wahrscheinlich nie wieder laufen können, auch gäbe es innere Verletzungen. Es könne sein, dass sie nicht mehr als noch ein paar Tage leben würde. Er riet dazu, sie einschläfern zu lassen. Immerhin wäre sie neun Jahre alt, bemerkte er.

Ich konnte vor Tränen kaum sehen, als ich heimfuhr, doch ich konnte Ginger nicht gehen lassen. Sie war alles, was ich von der Liebe und Freude meiner Ehe noch hatte, meine einzige Gefährtin und mehr als eine Freundin. Sie war die einzige, die ich berühren, fühlen und lieben konnte. Ginger lag neben mir auf dem Beifahrersitz und schaute mich mit ihren großen braunen, seelenvollen Augen, so voller Schmerz und Hoffnung, anbetend an. Ich hatte das Gefühl, dass heroische Maßnahmen angebracht waren. Nachdem ich gerade erst begonnen hatte, Reiki zu praktizieren, sagte ich mir: „Gut, dies ist der erste wahre Test."

Während der nächsten paar Tage praktizierte ich wie ein Verrückter Reiki, als Fernheilung von der Arbeit aus, mit Handauflegen, wenn ich daheim war. Ich rief die Mächte an und praktizierte jeden Trick im Buch für Erdheilung, wobei ich das Haus selbst als Leitsystem für eine Heilumgebung (*Crazy Eights*, Verrückte Achten) verwendete. Zunächst gab es keine Antwort. Ginger konnte nicht laufen, konnte sich nicht einmal bewegen und hatte, noch besorgniserregender, wie vom Tierarzt befürchtet, innere Verletzungen und konnte nichts ausscheiden. Ich wusste, dass Sepsis sie bald töten würde. Ich musste ihren Unterleib und ihren Darmausgang massieren, damit sie ausscheiden konnte. Es waren ein paar angespannte Tage, die alles Wissen und Können verlangten.

Dann, nach dem vierten Tag, kam ich durch die Eingangstür, und ein Wunder geschah. Ginger erhob sich von ihrem Lager wie ein Sack voller Knochen und humpelte zu mir hinüber, dabei zog sie ihre Hinterbeine ein wenig hinterher. Sie wedelte mit dem Schwanz – mehr ein Wackeln als ein Wedeln. Doch als ich mich niederkniete, leckte sie meine Hand und mein Gesicht. Ich brach natürlich in Tränen aus. In dem Moment wusste ich, dass sie gesund werden würde. Und sie wurde gesund. Ich fuhr fort, Reiki zu praktizieren, und innerhalb von wenigen Tagen konnte sie allein ihr Geschäft verrichten und im Haus herumhumpeln. Nach drei Monaten hatte sie wieder ihr routinemäßiges Leben von der Zeit vor dem Unfall aufgenommen und konnte ihrem Lieblingshobby nachgehen: Katzen jagen! Der Tierarzt hatte sich geirrt. Sie lief – rannte sogar – ohne augenscheinliche Schwierigkeiten; nur bei Wetterwechsel litt sie unter etwas steifen Knochen. Ginger lebte für weitere vier Jahre und starb schließlich an Herzversagen – glücklich, gesund, wie ein ganz normaler Hund, bis zum Ende.

Ich erzähle diese Geschichte, weil es viele Wege gibt, auf denen man durch Energiearbeit Heilung erzielen kann. Wir können alle unsere Werkzeugkisten oder Medizinbeutel erweitern. Wähle die Methoden, die für dich funktionen – allein oder in Kombination.

Im Rückblick ist es wertvoll zu sehen, welches große Seelengeschenk Ginger mir gemacht hat. Als erwachsener Hund, weit über ihre Lebensmitte hinaus, wusste sie, dass man nicht auf die Straße hinaus rannte. Immerhin war sie, in Hundejahren, sechsundfünfzig Jahre alt, als es geschah, und hatte die ganze Zeit in der Stadt gelebt, wo sie überall herumgelaufen war, alles gemacht hatte. Aus der Perspektive von jederzeit/keine Zeit hat sie mich durch das Auf-die-Straße-laufen gelehrt, wie man effektiv heilt. Dadurch, dass sie sich selbst geopfert hat, das mir Nächste, Liebste in einer sehr schwierigen Zeit, zwang sie mich, jede Technik genau zu lernen, mit einer Dringlichkeit und völligen Hingabe, die alle meine Fähigkeiten und Ressourcen erforderte und nicht auf andere Weise erlernt werden konnte. Ihr Opfer diente auch als Schnellzündung für mein Leben, holte mich aus meinem eigenen Elend heraus, um anderen zu helfen und zu heilen. Nachdem Ginger geheilt war, kamen andere – Menschen eingeschlossen – zu Reiki-Behandlungen, und ich war zu beschäftigt, um bei meiner Lebenssituation zu verweilen, die sich dann schnell und dramatisch verbesserte, als ich meinen Fokus änderte.

Auf diese Weise helfen uns unsere Verwandten der Pflanzen- und Tierwelt. Sie opfern sich, um uns das Potenzial eines besseren Weges für alle zu zeigen.

Wenn wir nur zuhören.

Das Heilen mit den Händen

Seit Tausenden von Jahren haben Menschen mit den Händen geheilt. Selbst heute noch zeigen oder gestikulieren viele eingeborene Völker nicht mit den Händen auf eine Person oder ein Objekt, sondern deuten mit dem Mund darauf. Es ist seit langem bekannt, dass die Hände dazu verwendet werden können, Energie zu geben und zu nehmen, die einzigartige Medizin einer Person, eines Ortes oder einer Sache. Die gebräuchlichste Form des Heilens durch Handauflegen ist heute Reiki, das 1937 von der in Hawaii lebenden Hawayo Takata in die Vereinigten Staaten gebracht wurde. Reiki geht zurück auf Mikao Usui im Japan des 19. Jahrhunderts. Es ist eine Methode der Heilung und Meditation, die es jedem erlaubt, einen unbegrenzten Vorrat an Lebenskraftenergie anzuzapfen, um die Gesundheit zu steigern und die Lebensqualität zu verbessern. Das Wort *Rei* bedeutet spirituelle Weisheit, das Wort *Ki* bedeutet Lebensenergie. Reiki kann somit spirituell geführte Lebensenergie genannt werden.

Das Heilen geschieht durch Handauflegen, wobei ein Reiki-Praktizierender die Lebenskraft durch seine Hände direkt zu dem Menschen, der Pflanze oder dem Tier fließen lässt, die Heilung benötigen. Die Energie hat ihre eigene Weisheit und fließt direkt in den Bereich, der Heilung benötigt. Der- oder diejenige, die Reiki-Energie gibt, hat keine Kontrolle über den Heilungseffekt.

Reiki hat den Status einer der gängigsten Modalitäten der Komplementär- und Alternativ-Medizin erreicht. Aufgrund seiner erwiesenen Heilwirkung wird Reiki in Notaufnahmen und von Schwestern, Massage- und Körpertherapeuten verwendet.

Reiki kam ursprünglich aus Japan, doch seine Wurzeln liegen im Buddhismus. Es wird als ayurvedisches System angesehen, doch alte Hieroglyphen zeigen, dass es vor Tausenden von Jahren in Ägypten angewendet wurde. Es ist überliefert, dass tibetische Mönche Reiki in seiner ursprünglichen Form kannten, doch seine Heilwirkung nicht nutzten. Sie sahen es stattdessen als ein weiteres Werkzeug für die Erleuchtung, denn sie glaubten, dass das Praktizieren von Reiki das Karma ändern würde.

Reiki wird durch ein System von Meistern gelehrt, in dem der Übende die wesentlichen Lernstufen durchläuft und dann selbst zum Reiki-Meister werden kann. Es gibt generell drei Stufen des Reiki:

- Reiki I, mit dem der Praktizierende sich selbst und andere heilen kann.

- Reiki II, mit dem Fernheilung und weitere Techniken hinzukommen.

- Reiki III, das Niveau des Meisters, mit dem man anderen Einweihungen geben kann.

Verschiedene Reiki-Lehrer veränderten die Lehre etwas, doch alle Lehren gehen auf die von Mikao Usui im 19. Jahrhundert entdeckte Technik des Reiki zurück. Es wird berichtet, dass er die Reiki-Symbole während einer 21-tägigen Meditation oder – wie die Einheimischen sagen würden – Fastenzeit auf Mount Kurama empfing, wo er auch sein frühes buddhistisches Training erhielt. Es ist nicht wirklich überraschend, dass Sensei Usui (Lehrer Usui) das Wissen um die Reiki-Symbole während des Fastens auf Mount Kurama erhielt. Als er sich selbst dem Geist des Berges öffnete, verschmolz seine Acht mit der Acht des Berges – und der Berg sprach mit ihm.

Die Einweihungen aktivieren die Heilungsschalter, die in der DNS von jedem Menschen verschlüsselt sind. Diese Art der Heilung ist also allen in die Wiege gelegt. Sie ist einfach zu lernen und funktioniert intuitiv. Die Arbeit wird von den Reiki-Führern ausgeführt, wobei der Reiki-Praktizierende zu einem Kanal wird, der die heilende Reiki-Energie durchlässt, indem er seine Absicht auf die Reiki-Symbole konzentriert. Als Reiki-Meister kann ich Reiki nur wärmstens empfehlen. Reiki kann leicht für das Heilen von Pflanzen und Tieren sowohl vor Ort als auch in der Entfernung verwendet werden, doch man benötigt etwas Training unter Anleitung eines erfahrenen Praktizierenden, um die Technik gut zu verstehen und auszuüben. Es gibt reichlich Reiki-Lehrer auf der ganzen Welt, und das Training ist weder teuer noch anstrengend, insbesondere in den frühen Stadien und Einweihungen. Man muss kein Reiki-Meister sein, um Reiki anzuwenden; der Status eines Meisters erlaubt nur, Einweihungen zu geben und andere zu lehren. Er spiegelt weniger größere Fähigkeiten als größeres Wissen wider.[30]

Du musst allerdings kein Reiki lernen oder Reiki-Einweihungen erhalten, um Pflanzen und Tiere direkt oder auf die Entfernung mit den Händen zu heilen. Lange bevor Reiki so bekannt wurde, heilten bereits Menschen Pflanzen und Tiere mit den Händen, indem sie den Führern und Engeln Raum gaben, ihre Arbeit zu tun, und/oder auch die Lebenskraft-Energie von Mutter Erde selbst benutzten. Heilen durch Handauflegen kann überall ausgeführt werden, im großstädtischen Umfeld ebenso wie in der Natur. Im städtischen Umfeld, in einem Haus, einer Wohnung oder einem Gebäude kannst du einen heiligen Kreis schaffen und mit den Händen heilen, indem du Zugang zur Erdenergie selbst findest und zum Gefäß für die Heilkraft wirst. Doch ist es einfacher, die Kräfte in einem natürlichen Umfeld zu verwenden, wobei du Mutter Erde und ihre Helfer – die Geister des Landes – ihre Arbeit verrichten lässt.

Wenn man die Kraft der Geister des Landes – *dakinis* (Sanskrit: Himmelstänzer), Devas oder Elfen (*sprite*) – anzapfen will, sollte man sich bewusst machen, dass sie in jeder Form existieren, sowie auch Landschaftsformen selbst ihren eigenen Geist haben. Die Sherpa-Führer des Mount Everest sagen, dass der Geist des Berges hart und anspruchsvoll ist, etwas, was sie in ihren Begegnungen mit ihm über Hunderte von Jahren gelernt haben. Es macht Sinn, da die Acht des Berges vom Niedrigsten zum Höchsten auf Erden geht. Seine Ansprüche müssen groß sein, damit er seine energetische Harmonie und sein Gleichgewicht behält. Doch jede Landschaftsform hat ihren eigenen Geist oder ihre Energie, die von der heiligen Geometrie herrühren; ihr eigenes Verhältnis mit allen Elementen in ihr und um sie herum sowie eine Vielzahl von helfenden, heilenden Geistern, die das Land und seine Wesen im Gleichgewicht halten. Von winzigen Elementarwesen, die zwischen den Blumen spielen, über ätherische Devas, die für die Pflanzen und Bäume sorgen, bis hin zum kleinen Volk, das mit den Tieren existiert und lebt. Jedes zieht Nutzen daraus, so wie es auch Positives hineingibt. Alle sind wichtig für den Heiligen Lebensring des Ortes, und alle ziehen Nutzen aus dem, was jeder zu geben hat.

Wenn wir Heilungszeremonien in der Natur vollziehen, ehren wir diese Wesen und bitten um ihre Freundschaft und ihre Unterstützung. Hierfür zeigen wir, dass wir geben, was wir zu geben haben; und es mag sein, dass es ein Geist des Landes selbst war, der unsere Aufmerksamkeit auf eine hilfebedürftige Pflanze oder ein hilfebedürftiges Tier gerichtet hat. Als Kinder des Himmels und der Erden ist jeder von uns eine intelligente Ordnungskraft.

Das ist unsere Göttlichkeit, unsere Medizin, unser Geburtsrecht und unser Platz im Schema des Heiligen Lebensrings.

Wenn eine Pflanze, ein Tier oder Geistwesen unsere Aufmerksamkeit auf sich zieht, dann will es unsere Absicht – das Geschenk der Energie, dass wir als Energiemuster zu geben haben. Dies kann eine einfache Anerkennung ihrer selbst sein oder auch mehr, wie beispielsweise das Kommunizieren im Rahmen eines Dialogs oder eine Heilungszeremonie. Das Geschenk der Energie ist das, was benötigt wird, denn unsere Acht ist die Kraft, die benötigt wird, um mit unserem Energiemuster die uns umgebende Energie ins Gleichgewicht zu bringen. Eine schlichte Anerkennung mag genug sein. Würdige die Verbindung einfach und lasse sie los. Erkenne an und lasse los. Wir können jedoch auch tiefergehende Energiearbeit verrichten, indem wir die Mächte und die Geister des Landes anrufen und ihre Energie in unsere Acht hineinlassen, um diese kraftvoller, umfassender und effektiver zu gestalten. Damit können wir Heilung, Einheit, Gleichgewicht und Harmonie für die Erde und ihre Wesen bringen.

Der nächste Schritt ist es, unsere energetische Form zu benutzen, um die energetischen Formen von Pflanzen und Tieren durch die Kunst des Sehens zu heilen.

Aus dem Energie-Notizbuch:

Gib Raum, akzeptiere, würdige und sei dankbar

Pflanzen und Tiere können sich mit den Kräften von Himmel und Erde vereinigen, um mit vielen Dingen auf vielen Ebenen zu kommunizieren, wenn du ihnen Raum gibst.

Am 28. Oktober 2004 erhielt ich eine Nachricht von den Bäumen, den Felsen, den Pflanzen, den Tieren und den Mächten von Himmel und Erde, die mir noch immer präsent ist. Es war die Nacht der vollen Mondfinsternis, und der Geist ließ mir keine Ruhe damit, eine besondere Zeremonie zu veranstalten: Keine Zeremonie für die Menschen als solche, sondern für die Heilung des Selbst. Ich ging also hinaus zur Bear Lodge, unserer *Asi/Inipi* – *Asi* bedeutet „heißes Haus" in Cherokee, *Inipi* bedeutet „Reinigungshütte" in Lakota –, mit der Absicht, meine persönliche Schwitz-Zeremonie abzuhalten. Der Geist sagte mir, dass ich mein Bärenfell, das, was ich trage, wenn ich den Bären tanze, und meine Pfeife (*chanupa*) mitbringen sollte.

Sobald ich jedoch ankam, sagte mir der Geist (meine Intuition/meine innere Führung), dass ich nicht zum „Schwitzen" dort wäre, sondern um während der Mondfinsternis eins mit der Erde zu sein. Ich ging etwa hundert Meter von der Hütte weg, setzte mich auf eine leichte Anhöhe, wo ich auf einige Entfernung in jede Richtung sehen konnte, und wickelte mich in meine Bärenhaut ein. Als der Schatten der Erde am Mond zu knabbern begann, fing ich an zu trommeln, langsam und tief, wobei ich einen Rhythmus hielt, der ein Widerhall der verborgenen Kraft der Erde war. Danach kann ich mich an nichts mehr erinnern, denn ich wurde in eine andere Welt versetzt.

Eingehüllt in meine Bärenhaut, meine Pfeife an meinem Herzen, die Trommel in meinen Händen, ging ich tiefer und tiefer und tiefer, bis alles völlig dunkel und still war – vollständiger Friede, vollständige Gelassenheit. Eine Stille, so voll – dann, ein blendender weißer Blitz!

Zwei Stunden später kam ich wieder zu mir. Ich hatte nicht geschlafen. Es war, als ob nur ein Augenblick vergangen war – die Zeit eines Augenblinzelns. In diesem Blitz eines zwei Stunden dauernden Augenblicks erschienen jedoch alle Menschen vor mir, die ich jemals gekannt hatte und kennen würde: Mein Gott-Selbst, alles eins, in der Vielfalt, alle Stücke des Ganzen.

Ich stand und hörte dem lärmenden, schallenden Schweigen aller Wesen um mich herum zu, eins mit jeder Pflanze, jedem Baum, Vogel und Tier. Es war, als ob alle ihre Stimmen eins wären. Der gesamte Himmel sprach ohne Worte von Heilung und dem Ganzsein. Ich schaute vor mich hin, und es schien, als ob die Reihe von Bäumen in der Entfernung auf mich zukamen, während der Boden hinwegschmolz. Ich konnte jedes Blatt sprechen hören, alle ihre Stimmen, wie ein Chor. Und die Bäume sagten mir: „Gib Raum, akzeptiere, würdige und sei dankbar."

Diese Dinge, alle Dinge um uns herum, stehen im Wettbewerb miteinander um unsere Aufmerksamkeit. Es gibt großes Leid und Trauer in der Welt. Persönliches Vermögen steigt und fällt, Hoffnungen werden aufgebaut und zerschlagen, Triumphe sind schwer erkämpft und in einem Augenblick wieder vergessen, aber es gibt nur eine Realität – das Herz. Das Herz, das spricht: Gib Raum, akzeptiere, würdige und sei dankbar zu halten, zu geben, zu nehmen, zu existieren und ganz zu sein, als eine lebende Verkörperung von Liebe, Gesundheit, Heilung und Ganzheit.

Nach einer Weile schmolzen die Bäume zurück in die Ferne,

und der Hörsinn kehrte zu dieser Welt zurück. Die Himmelswege der Heiligen begannen sich zurückzuziehen. Der Mond, so allumfassend, sowohl in Licht als auch in Dunkelheit, zog sich zu einem harten, kalten, hellen Ball fern in die tintenschwarze Dunkelheit des Himmels zurück, mit ihn umgebenden gleichgültigen Sternen – und ich verspürte ein Frösteln. Es war wieder einfach eine kalte, dunkle Nacht, angefüllt mit der Feuchtigkeit des Taus und einem leichten, Frösteln auslösenden Wind. Ich wollte den Augenblick noch nicht vorbeiziehen lassen und trommelte und tanzte ein wenig, sagte Dank und sprach Gebete für alle Wesen.

Ich sprach meine Gedanken, Danksagungen und Dankbarkeit laut aus und war sicher, dass jedes Wesen auf Erden sie hörte und sich zu Herzen nahm.

Gib Raum, akzeptiere, würdige und sei dankbar. Ja, das ist der Weg.

Danke Schöpfer. Danke allen Wesen. Aho.

Überblick

Wie man Pflanzen nah und fern heilt:

- Erkenne, dass die Welt ein heiliger Kreis oder ein Medizinrad ist und du dich in seiner Mitte befindest und auf jedes Wesen einwirkst. Alles ist eins im Medizinrad der Welt. Es gibt kein nah und fern, wenn du eins bist.
- Erkenne, dass du einen Platz innerhalb des heiligen Weltenkreises hast und die Welt dir widerspiegelt, was du von ihr denkst, wie du dich fühlst und was du als Teil des universellen Hologramms tust. Diese Medizin, die du trägst, ist das Heilungsmedizinrad.

- Benutze deine Schmetterlingsflügel, um *Crazy Eights* (Verrückte Achten) zu schaffen, die *heyoka*-Energie der Heilung, indem du nach innen lauschst und mit Pflanzen und Tieren Zwiegespräche hältst.
- Begüße die Mächte und lerne von ihnen.

Internet-Schlüsselworte: Hologramm, Tesserakt, Fraktal, Medizinrad, *heyoka*, *kachina*.

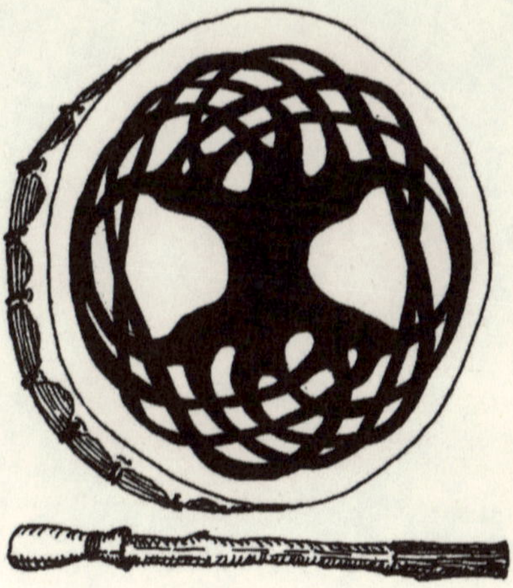

Kapitel 3

Die Schamanische Reise

Der Baum, der manche zu Tränen der Freude rührt, ist in den Augen anderer nur ein grünes Ding, das im Weg steht... So wie das Auge gebildet ist, sind seine Kräfte.

William Blake, 1799

Das Zuhören zu lernen, wie im zweiten Kapitel besprochen, ist nur einer der Wege, um Pflanzen und Tiere zu verstehen, sie zu heilen und ihnen zu helfen. Sehen zu lernen, ist ebenfalls wichtig, und keine Praxis ist so hilfreich für das Sehen wie die schamanische Reise. Menschen sagen häufig: „Ich würde gern lernen, wie das geht, aber es scheint so schwer." Das ist das Reden des Egos, der Persönlichkeit. Wenn du tagsüber oder nachts träumen kannst, dann kannst du schamanisch reisen. Es geht hier nur darum, ein paar Techniken und Praktiken zu erlernen.

Einige Menschen und Organisationen lehren, wie du schamanisch reisen kannst; und es gibt unzählige Bücher dazu.[1] Die einfachste Art zu reisen ist es, dich an deine *Verrückten Achten* zu erinnern. Schau dir den oberen Kreis und den unteren Kreis an, mit dir in der Mitte. Wo der obere Kreis auf den unteren Kreis trifft, stehst du; das bist du und deine Welt um dich herum. Diese Kreise korrespondieren mit der Oberen Welt, der Unteren

Welt und der Mittleren Welt. Am einfachsten gelangt man durch Trommeln in den schamanischen Zustand. Du kannst selbst trommeln, jemandem anderen zuhören oder eine Aufnahme mit schamanischem Trommeln verwenden. Schamanisches Trommeln hat seinen eigenen Rhythmus, etwa siebzig Schläge pro Minute.[2] In der indianischen Tradition wird das Trommeln als Herzschlag von Mutter Erde bezeichnet – und das ist wahr. Ob schnell oder langsam, die Trommel erzeugt Harmonien des Erdpulses in ihrer Energie. Wenn wir bewusst trommeln, um die Energie der Erde zu aktivieren, öffnet sich ein Zugang in die nicht-gewöhnliche Realität, der es den Energien erlaubt, in uns Verbindung für Zeremonien oder zeremonielles Tanzen in der körperlichen Welt oder „für das Reiten der Trommel in die Welt", einer schamanischen Reise, aufzunehmen. Zu trommeln und gleichzeitig reisen zu lernen, erfordert beträchtliche Übung. Es ist einfacher, jemand anderen trommeln zu lassen oder einer Aufnahme zuzuhören. Du kannst dein Trommeln aufnehmen, um es dann beim schamanischen Reisen zu verwenden, doch es gehört ein wenig Übung dazu, über eine längere Zeit ein gleichmäßiges Tempo zu halten, ohne herauszufallen, abgelenkt zu werden oder selbst auf die Reise zu gehen, während du trommelst. Du musst während der gesamten Zeit des Trommelns die richtige innere Einstellung halten, so dass die Energie gleichmäßig bleibt und das Reisen unterstützt.

Die mechanischen Details des schamanischen Reisens sind recht einfach: Die Harmonien gestatten uns, die 'Trommel so zu reiten', wie sie ist, während sie auch unsere Schwingungsfrequenz steigern und den bewussten Verstand einschläfern. Aus diesem Grund ist das Trommeln auch nützlich, wenn man mit Geistern Kontakt aufnehmen will, das Land weihen oder reinigen und Heilung fördern möchte.[3] Dem armen Kojote-Verstand wird langweilig, er schläft ein oder geht auf Wanderschaft und erlaubt damit dem Wesen hervorzukommen, das wir wirklich sind – dem authentischen Selbst, das, was zuhört und vom Rhythmus von Mutter Erde angezogen wird. Das, was hier wichtig ist, ist die Absicht. Denke daran, dass die Hauptaufgabe des Schamanen – tatsächlich die Essenz des Schamanismus selbst – darin besteht, sein Urteilsvermögen zu praktizieren und die Absicht sorgfältig zu lenken. Die Absicht ist alles im Schamanismus. Wenn du reisen willst, so wirst du reisen.

Für das schamanische Reisen werden keine Drogen oder Medikamente irgendwelcher Art benötigt, nur deine eigene Medizin. Alle Chemikalien, die du benötigst, sind bereits in deinem Gehirn. Obwohl die Ergebnisse, die Visionen, die Einsichten und Fähigkeiten fantastisch und wahrhaftig „nicht von dieser Welt“ sein können, ist jedem Menschen die Fähigkeit, schamanisch zu reisen, bereits in die Wiege gelegt. Ich wiederhole, wenn du träumen oder tagträumen kannst, so kannst du schamanisch reisen. Daran ist nichts Esoterisches, trotz allem, was manche daraus machen wollen. Es ist einfach ein Wahrnehmen der Welt auf andere Art und Weise. Wir geben uns selbst den Raum, die Welt auf andere Art und Weise zu sehen. Ich habe Hunderte von Menschen gelehrt oder beim Lehren assistiert, wie man schamanisch reist; und alle konnten reisen, auch wenn manche mehr Hilfe als andere benötigt haben.[4]

Um einen besseren Zugang zum schamanischen Reisen zu bekommen, hilft es vielleicht, gleichzeitig bewusst das Träumen in der Nachtzeit zu erforschen, das heißt, sich in die „Traumzeit“ zu begeben und dort zu sehen. Lege einen Notizblock neben dein Bett, beschließe direkt vor dem Schlafengehen, dich an alle Träume zu erinnern, und schreibe sie sofort auf, wenn du aufwachst. Mit der Zeit wirst du nicht nur automatisch beginnen, dich an Träume zu erinnern, sondern auch bewusst an ihnen teilnehmen und somit mehr Einsichten in ihre Bedeutung erlangen und die Macht über dein Bewusstsein vergrößern. Hierfür verwende die simple, doch sehr effektive Technik, die Carlos Castaneda von seinem Lehrer Don Juan gezeigt wurde: Während du träumst, denke daran, nach deinen Händen zu schauen, denn wenn du sie findest, kannst du den Traum kontrollieren.[5]

Die meisten Lehren des Schamanismus teilen das Universum in drei Welten ein: Die Oberwelt, die Mittlere Welt und die Unterwelt. Natürlich gibt es unendlich viele Welten, doch dies ist ein guter Referenzrahmen für das Verständnis. Die Oberwelt kann als die Welt gesehen werden, in der die Engel wohnen; in die Hans hinaufsteigt, wenn er in den Kinderreimen die Bohnenstange hochklettert. Es ist der Ort, der „dort oben" liegt, der Himmel mit Wolken usw., wo die höheren Wesen gefunden werden können. In meinen eigenen Reisen in die Oberwelt sehe ich mich von der Erde hochschießen, sehe den Globus wegfallen, während die Kontinente winzig werden. Dann sehe ich mich selbst durch eine Energieschicht hindurchbewegen, um tatsächlich die Obere Welt zu erreichen, die mehr oder weniger im Weltraum ist, aber ein wenig anders gesehen wird, als von den Astronauten und den Satellitenphotos dargestellt. Diese Energieschicht ist die Markierung für den Übergang von der Erde in die Oberwelt der nicht-gewöhnlichen Realität. Manche nennen es das Netz der Christus-Energie, die Feder von Quetzalcoatl oder die Akasha-Chronik.[6]

Sobald du dich durch diese durchlässige Schicht hindurch bewegt hast, bist du definitiv in der nicht-gewöhnlichen Realität und kannst überall hingehen.[7]

Die Unterwelt wird als ein dunkler Ort tief in der Erde charakterisiert. In Mythen und Geschichten der Folklore wird sie als der Ort beschrieben, an dem andere Realitäten gefunden werden können, wie etwa der Fluss Styx, an dem die Toten übersetzen. Der Ort, an dem Pluto regiert und zu dem Persephone reist, während sich die Energien auf der Oberfläche im Winter befinden und das Leben darunter stattfindet. Es ist der Ort, an dem magische, mystische Wesen wohnen. Es ist wie das Kaninchenloch, um in die Tiefe zu gehen, in *Alice hinter den Spiegeln*, wo alles auf dem Kopf steht, mit seinen eigenen unlogischen Gesetzen und unwahrscheinlichen, aber mächtigen Bewohnern.[8]

Bei schamanischen Reisen ist dies der Ort, an dem die Krafttiere wohnen, und ein Schamane wird manchmal gebeten, dorthin zu gehen, um ein Krafttier zurückzuholen. Was oftmals nicht erzählt wird, ist der Umstand, dass man durch die Unterwelt durch die Zeit reisen kann, um die Erde oder andere Welten zu jeder Zeit in der Vergangenheit oder Zukunft zu besuchen. Es ist nicht der 'dunkle' Ort, den sich manche vorstellen, sondern in der Tat ein Ort, der jede Anzahl von Realitäten beherbergen kann. Es ist beispielsweise dieser Ort, an dem wir die Seelenstücke, die über viele Leben hinweg von anderen gestohlen wurden, aufbewahren. Eine der Übungen, die ein Schamane bei der Seelenrückführung lernt, ist, wie man die über Jahrhunderte gesammelten Stücke freisetzt, so dass sie dorthin zurückkehren können, wo sie hingehören, und damit den Schamanen von den bedrückenden energetischen Einflüssen karmischer Schuld befreien. Das Zurückgeben verlorener Seelenstücke ist ein einzigartiger Bereich des Schamanismus, in dem Praktizierende gewöhnlich durch Trauma verlorengegangene energetische Stücke zurückholen. Energie wird verbraucht, so dass die Person nicht den gesamten Schmerz fühlt; doch der Körper weiß, dass Stücke fehlen. In den meisten indianischen Kulturen durften sich Krieger beispielsweise nicht unter die allgemeine Bevölkerung mischen, bis sie von allen negativen Energien gereinigt und alle verlorengegangenen Seelenstücke zurückgegeben waren. Manchmal wurden Seelenstücke gestohlen. In alten Zeiten stahlen Schamanen Seelen, um ihre Feinde zu ängstigen oder zu schwächen. Heute werden die meisten Seelenstücke in der Regel versehentlich gestohlen: Ein Mensch, der sich nach einer verlorenen Liebe verzehrt, mag beispielsweise dem Objekt der Anbetung Seelenessenz geben. Eine bedrängte, müde junge Mutter mag auf ihr hüpfendes Baby schauen und sich wünschen, dass sie etwas von dessen Vitalität hätte. Dies sind gewöhnlich geringfügige Verluste und Gewinne. Niemand hat Nutzen davon, Seelenstücke zu nehmen; sie gehören zu der Person und können von niemand anderem auf irgendeine bedeutungsvolle Art und Weise verwendet werden. Doch gelegentlich muss ein Schamane Seelenstücke von jemandem zurückstehlen, der sie weggenommen hat.

Hier auf der Erde leben wir in der Welt, die durch die Linse der schamanischen Erfahrung als die Mittlere Welt gesehen wird. Dies ist der Ort, zu dem wir reisen wollen, um die Pflanzen und Tiere, die unsere Welt teilen, zu sehen, und zu hören, was sie uns zu sagen haben und vielleicht von ihren Liedern und Geheimnissen zu erfahren, so dass wir ihnen und anderen helfen und sie heilen können.

Übung 8

Zugang zur nicht-gewöhnlichen Realität finden

Die Schritte für das schamanische Reisen sind sehr einfach. Die meisten Menschen beginnen das Reisen damit zu lernen, dass sie in die Unterwelt reisen, um ihr Krafttier kennenzulernen.[9] Das Krafttier ist ein Wesen – tatsächlich eine Macht des Universums –, die dich begleitet, wohin auch immer du gehst. Wir sind alle mit einem Krafttier geboren, das sich um uns kümmert. Erinnerst du dich an den wuscheligen Bären, den du als Kind herumgetragen hast? Oder an das Einhorn? Oder den Tiger? Das war wahrscheinlich dein Krafttier – oder Totem – von Geburt an. Gewöhnlich sprechen wir von Krafttieren als Tieren, da Tiere auf diesem Planeten überall vertreten sind und Qualitäten besitzen, die erkennbar sind – wie etwa Bären und Tiger grimmige, kampfbereite Beschützer sind, die gleichzeitig auch von warmem, kuscheligem Fell bedeckt sind. Doch die Macht, die sich um dich kümmert, kann alles sein. Obwohl dich dein Totem dein ganzes Leben begleiten kann, kommen und gehen Krafttiere. Gewöhnlich hast du zumindest eines, obwohl manche Leute – insbesondere Schamanen – eine ganze Menagerie haben.

Um anzufangen, lege deine Trommel-CD ein oder lasse einen Freund einen gleichmäßigen Rhythmus, etwa siebzig Schläge pro Minute, für dich trommeln. (Jede Art von Trommel ist zulässig, obwohl eine einseitige Handtrommel für lange Perioden einfacher zu halten ist. Remo stellt eine wunderbare synthetische Trommel her, Buffalo Drum genannt, die bei einem Durchmesser von rund 14 cm bei jedem Wetter gut funktioniert, im Vergleich zu handgearbeiteten Ledertrommeln nicht teuer ist und sich bei Reisen gut im Flugzeug transportieren lässt. Für weitere Informationen siehe die Website des Autoren: www.blueskyewaters.com.

Beginne mit einer Reise von fünfzehn Minuten. Vielleicht hilft es dir, wenn du deine Augen mit einem Tuch bedeckst, um das Licht auszublenden. Lege dich hin, nimm ein paar tiefe Atemzüge und mache deinen Kopf frei. Stelle dir vor, du befindest dich an einem dunklen, kühlen Ort, einem Warteort, einem guten Platz, um deine Reise zu beginnen. Es kann eine Höhle oder ein Platz an einem Strand sein, den du besonders gern magst. Die Hauptsache ist, dass du ein Loch in der Nähe hast, in das du hinuntergehen kannst. Vielleicht gibt es einen Baum mit einem Loch darin in einem Park in der Nähe deines Hauses. Oder es könnte eine Brücke nahe deinem Haus sein, unter der es dunkel ist. Manche Leute gehen selbst den Küchenabfluss hinunter!

Wenn du etwas mehr Erfahrung beim Reisen gewonnen hast, so ist dies der Ort, wo dich dein Krafttier begrüßen kommt, an diesem Warteplatz, um dich nach oben, nach unten oder hinaus in eine der drei Welten mitzunehmen. Doch diesmal wollen wir in das Loch hinuntersteigen, was auch immer es sein mag, um dein Krafttier zu treffen. Es ist gut möglich, dass sich dein Krafttier bereits jetzt zeigt, bevor du das Loch betreten hast. Es kann jede Art von Tier sein, doch du wirst es an seiner Freundlichkeit erkennen. Es wird eine Aura des Gutseins verbreiten – keine scharfen Zähne oder bedrohlichen Verhaltensweisen. Es wird dir außerdem mindestens drei verschiedene Ansichten seiner selbst zeigen: Zum Beispiel seitlich, von vorn und von hinten. Wenn sich dir ein Tier in einer seiner heiligen Stellungen zeigt, wie der Kojote in seinem dreiviertel Profil auf einem Hügel, dann leiht dir das Tier nach der indianischen Tradition seine Kraft und zeigt dir, dass du mit ihm verbunden bist. Dein Krafttier wird auf diese Weise versuchen, dir zu zeigen, dass es zu dir und du zu ihm gehörst.

Wenn sich dir dein Krafttier an diesem Warteort zeigt, so ist dies in Ordnung und du kannst damit arbeiten. Wenn nicht, dann stelle dir vor, wie du das Loch hinuntergehst, das du ausgewählt hast, immer weiter hinunter, an den Wurzeln der Bäume vorbei, durch Steine hindurch. Vergiss nicht, du befindest dich in energetischer Gestalt und kannst durch alles hindurchgehen, um alles herumgehen oder über alles springen – deine Mächte kennen keine Grenzen, sie können wachsen oder sich verkleinern, je nach deinen

Bedürfnissen. Steige immer weiter nach unten, bis du schließlich irgendwo ankommst. Du wirst wissen, dass du da bist, denn du wirst anhalten. Schaue dich um. Du wirst wahrscheinlich viele Krafttiere und Wesen sehen; oder vielleicht siehst du auch überhaupt keine. Was auch immer du erblickst, schau es dir im Hinblick auf Referenzpunkte für die Zukunft an. Wenn es dort viele Wesen gibt, dann erinnere dich daran, dass sich dir dein Krafttier in drei verschiedenen Posen zeigen wird und seine Energie Kontaktaufnahme und Unterstützung ausdrückt.

Sobald dein Krafttier mit dir Kontakt aufgenommen hat, lasse dich von ihm auf eine Reise mitnehmen; springe auf seinen Rücken oder lasse dich beim Fliegen von ihm führen. Der Himmel ist keine Grenze; die Horizonte sind endlos. Lasse dich von deinem Freund nach fünfzehn Minuten zurücktrommeln. Mit der Absicht, dich energetisch in diese Realität zurückzuholen, sollte er das Tempo der Trommel verdoppeln. Dein Freund sollte sagen: „Okay, Zeit zurückzukehren!“ Dann solltest du deine Zehen bewegen und deine Finger strecken, um damit alle deine Energie in deinen Körper zurückkehren zu lassen.

Wenn du zurückgekehrt bist, erzähle, was du gesehen hast. Schreibe es auf, damit du in Zukunft als Referenz darauf zurückgreifen kannst. Oft mag es keinen großen Sinn machen, was du während einer schamanischen Reise gesehen hast. Doch auf einer solchen Reise ist alles symbolisch. Wenn du zum Beispiel ein Bild von einer Wand hattest, so ist dies nicht unbedingt eine körperliche Wand, sondern eine Barriere, die du in deinem Leben hast. Wenn auf der Wand etwas geschrieben stand wie etwa: „Schaue nach blauem Himmel“, so könnte dies bedeuten, dass die Lösung für dieses Problem in deinem Leben an einem Ort, durch eine Aktivität oder ein Verhalten zu finden ist, das in Zusammenhang mit blauem Himmel steht. Angenommen du hättest Probleme auf der Arbeit und darüber nachgedacht, einen Ausflug zum Strand zu machen; doch dann sah es so aus, als ob es so viel auf der Arbeit zu tun gäbe, dass du nicht weg könntest. Die Nachricht wäre dann: Gehe zum Strand, die Blockaden, die dich davon abhalten, dich vorwärts zu bewegen, werden sich dann auflösen.

Es sollte angemerkt werden, dass der Bereich des Gehirns, der für das Sehen bei einer schamanischen Reise verwendet wird, neben dem Bereich der Vorstellungskraft liegt. Wenn du also Schwierigkeiten hast, auf schamanischen Reisen etwas zu sehen, so ist der beste Weg, es zunächst über deine Vorstellungskraft zu lernen. Stelle dir also vor, dass du in die Unterwelt hinabsteigst. Stelle dir vor, dass du ein Krafttier siehst etc. Mit der Zeit, wenn du häufiger reist, wirst du feststellen, dass es weniger Vorstellung und mehr Träumen oder Reisen ist, was real ist. Es ist eine Frage der Qualität; ein einfaches Hinübergleiten vom Vorstellen von Bildern oder Einsichten zum tatsächlichen, scheinbar ungefragten Erleben von Bildern und Einsichten.

Übung 9

Das Sehen lernen

„Das hört sich bei dir so einfach an“, beschweren sich manche Leute bei mir, wenn ich über das Erlernen dieser Arbeit spreche. Nun ja, es ist einfach. Alles. Es geht nur darum, das Sehen zu lernen. Hierbei und in allem. Es geschieht alles auf die Art und Weise des *heyoka*. Buchstäblich das zu sehen, was dir ins Gesicht springt. Versuche dieses: Halte deine Hand mit gespreizten Fingern, die Handfläche zu dir gerichtet, etwa 2 cm entfernt vor dein Gesicht. Was siehst du?

Es sieht alles verschwommen aus und du kannst nichts darüber hinaus sehen.

Jetzt konzentriere dich auf den Bereich zwischen den Fingern und bewege den Kopf ein wenig von einer Seite zur anderen. Was siehst du?

Du kannst alles sehen, du musst dich nur ein wenig bewegen.

Jetzt nimm deine Hand weg. Was siehst du?

Du siehst alles, was du zuvor gesehen hast, jedoch ohne dass irgendetwas deine Sicht versperrt.

In unserem Leben neigen wir dazu, uns auf das zu konzentrieren, was vor uns liegt. Wir finden häufig Blockaden, riesige unüberwindbare Hindernisse, die keine Lösung zu haben scheinen. Doch alles, was hier notwendig ist, ist die Perspektive ein wenig zu verändern. Schaue nicht auf das, was dich blockiert; schaue auf das, was jenseits der Blockade liegt, was ohne das vor dir liegende Hindernis hervortritt. Konzentriere dich nicht auf die „aber" und „wenn nur" oder auf die Gründe für „ich kann nicht" oder „es wird nicht". Konzentriere dich auf das, was du zu erreichen beabsichtigst, wünschst oder notwendig findest.

Wenn du dich auf das konzentrierst, was über das Unmittelbare hinausgeht, nicht auf die Blockade, nicht auf das, was du weißt oder zu wissen meinst, sondern auf das, was du suchst, wirst du sehen, was du sehen musst, und die Blockade wird verblassen oder du wirst sie beiseite räumen. Versuche es. Im Leben. In allem. Das bedeutet „das Sehen zu lernen".

Aus dem Energie-Notizbuch:
Auf dem Rücken eines Adlers

Schamanisch reisen zu lernen, hat meine Welt verändert. Wie bereits erwähnt, habe ich mein ganzes Leben lang Dinge in nächtlichen Träumen 'gesehen' und intuitiv Ereignisse im Wachzustand erfahren. Es war ein angeborenes Geschenk und ein Fluch, insofern ich es nicht kontrollieren konnte. Aus diesem Grunde versuchte ich, es zu blockieren und zu sublimieren, es wegzudrücken. Doch über eine Freundin erfuhr ich dann vom schamanischen Reisen. Sie führte mich über ein Buch darin ein – und dies änderte alles. Ich werde es nie vergessen. Meine Freundin erzählte, dass sie einen Workshop besucht hätte, bei dem sie sich mit Hilfe von Trommeln auf eine schamanische Reise begeben hätte. Ich machte mich darüber lustig. „Wie konnte das gehen?“ Sie bestand darauf, dass es funktionierte und sagte: „Lass es uns ausprobieren.“ So ließ sie mich die Schritte des schamanischen Reisens aus einem Buch vorlesen.[10] Dann begann sie, die Trommel in einem gleichmäßigen Rhythmus zu schlagen, und bevor ich etwas sagen konnte, war ich schon in die nicht-gewöhnliche Realität eingetaucht. Als die Trommel begann, sah ich mit meinen geschlossenen Augen nichts, nur Dunkelheit, mit Gedanken wie: „Warum tue ich dies?“, „Dies bringt nichts; ich weiß nicht, was ich tue“, „Dies wird nicht funktionieren.“ Doch als die Trommel weiter ihrem Rhythmus folgte, begannen die Gedanken nachzulassen. Ich war durch die Schläge in ein Gefühl der Behaglichkeit eingehüllt, und bevor ich wusste, wie mir geschah, erschien ein Adler vor mir. Wortlos sprach er: „Klettere auf meinen Rücken.“ Dies tat ich, und wir hoben ab in die Luft, flogen über eine Landschaft von aufeinanderfolgenden Hügeln, die mit Bäumen bedeckt waren. Ich weiß jetzt, dass ich mich in der Unterwelt befand und dies eins der vier Krafttiere war, die mich routinemäßig auf meinen Reisen begleiten. Der Adler für größere Ereignisse; der Bär, der immer da ist, sich aber nicht immer zeigt; der Wolf, der immer da ist, sich aber nur selten zeigt; und die Eule, die kommt, wenn sie gerufen wird. Auf dieser Reise hatten wir einen Überblick über das Land, und ich war von der Erfahrung des Fliegens begeistert. Es war wie in so vielen Träumen, die ich gehabt habe, doch es erschien wirklicher, weil es unmittelbar war, es war *jetzt*. Wir flogen für eine Weile und kreisten dann über einem flachen Tal. Der Adler landete, und ich hüpfte von seinem Rücken hinunter. Ich wusste nicht, was ich dort tat, aber es fühlte sich gut an. Die Bäume und Gräser waren leuchtend grün, voller Leben, dass ich berühren und fühlen konnte, ohne es anzufassen. Sie hießen mich willkommen und wir hielten ein Zwiegespräch, das gleichzeitig im Unterbewusstsein stattfand, durchgehend war und bei Bedarf fortgesetzt werden konnte. Ich lief durch diesen Wald, bis ich zu einer bewaldeten Schlucht kam, durch die sich ein murmelnder Bach zog. Auf der anderen Seite dieses Bachs, auf einer kleinen Insel, die von dem sie umgebenden Wasserweg eingerahmt wurde, saß ein alter bärtiger Mann im Dreiviertel-Profil. Der Mann erschien so ruhig, voller Wissen und Weisheit. Er hielt einen Stab und saß vor einem kleinen Feuer, das zu ihm zu sprechen schien. Er war anscheinend in der Lage, mit dem Feuer zu kommunizieren. Die beiden schienen einen Tanz des Verstehens zwischen sich zu tanzen. Ich drehte mich zum Adler um und fragte: „Wer ist dieser Mann?“ Der Adler antwortete: „Das bist du in zehn Jahren.“

Ich war völlig erstaunt. Wie konnte ich solch ein Mann wie dieser sein? Mein Leben befand sich im Chaos. Ich war ständig von Nöten, Sorgen, Gesundheitsproblemen oder jedem erdenklichen

Leid belagert. Und doch, hier war dieser ruhige, weise Mann voll des Wissens – jemand, den ich bewundern und dem ich vertrauen konnte. „Ich bin sicher, dass bin nicht ich“, protestierte ich. Der Adler lachte: „Du bist es.“

Damit kletterte ich wieder auf den Rücken des Adlers – und wir flogen davon. Wir kehrten zurück, woher auch immer wir gekommen waren. Ich kam von der Reise zurück zu dem Geräusch der Trommel, die mich zurückholte, und zu meiner Freundin, die fragte: „Nun, hast du etwas gesehen?“

Ich bin nicht sicher, was ich damals geantwortet habe, aber ich kann heute sagen, dass das, was ich gesehen habe, wahr geworden ist.

Dein Krafttier: Lasse es nicht zurück, wenn du aus dem Haus gehst

Sobald du einmal dein Krafttier getroffen hast, denke immer daran, es mitzunehmen, wenn du das Haus verlässt. Es ist eine Macht des Universums, die dich vor allem Schaden bewahren wird, wie groß auch immer die mögliche Gefahr ist. Wenn es nicht anders geht, so wird es dich in ein anderes Universum versetzen, damit du dem Schaden entgehst, und dich dann sicher zurückgeleiten. Dies ist auch für die Traumzeit der Fall. Nimm bei deinen nächtlichen Reisen Kontakt mit deinem Krafttier auf. Bitte es einfach zu erscheinen – und es wird dies tun. Egal, ob du diese Art des Sehens Astralreise, schamanische Reise oder einfach Träumen nennst, es ist wichtig, dass wir die Mächte bitten, uns zu führen und zu beschützen, so dass wir sicher sehen und lernen können. Es ist ein großes Universum dort draußen. Möglicherweise sind nicht alle, die wir treffen, sanftmütig, freundlich oder uns wohlgesinnt.

Manche Leute haben gefragt: „Hast du keine Angst, dass es ein Problem verursachen kann, wenn du jemanden lehrst, auf Reise zu gehen, ohne ihn zu begleiten?“ Nein, denn wir haben alle ein Krafttier, das die ganze Zeit über uns wacht. Du kannst darauf wetten, dass in jederzeit/keine Zeit dein Krafttier vor dir weiß, wann du zum ersten Mal eine solche Reise machen wirst. Es wird dort sein, doch du musst es bitten, sich dir zu zeigen. Bei dieser Arbeit mit den Mächten, mit Führern, Engeln oder Krafttieren musst du zunächst bitten: Das ist das universelle Gesetz. Als Kinder des Himmels und der Erden sind wir mächtige Wesen. Wir sind mit einer Bestimmung hierhin gesandt worden; und selbst wenn wir unsere Bestimmung nicht erkennen und wie das Vieh auf der Erde wandeln, mit unseren Köpfen unten am Boden, ohne Bewusstsein und unwissend, so haben wir nach wie vor die höheren Mächte, die über uns wachen. Es bleibt uns überlassen, sie zu erkennen und sie anzurufen, damit sie sich zeigen und uns helfen.

Es ist sehr selten, dass ein Mensch kein Krafttier hat. Gelegentlich kommt jemand zu mir, um eins für ihn zurückzuholen. Die Symptome dafür, kein Krafttier zu haben, sind sehr klar: Wenn alle vorstellbaren Sachen, die schief gehen können, wiederholt schief gehen, so ist es wahrscheinlich, dass du dein Krafttier verloren hast oder dich zwischen Krafttieren befindest. In diesem Fall kann es hilfreich sein, einen Schamanen zu finden und ihn oder sie zu bitten, dir ein Krafttier zurückzuholen. Dies kann geschehen, indem er/sie in die Unterwelt geht und dort ein Krafttier findet, das willig ist. Dies kann eines aus früheren Zeiten sein, vielleicht aus deiner Jugend, oder eines, das deinem derzeitigen Lebensstadium angemessener ist. Du kannst ein Krafttier auch zu dir rufen. Schaffe deinen heiligen Kreis, entfalte deine Schmetterlingsflügel und denke an ein Tier, das dir von Kindheit an etwas bedeutet hat: Es mag der knuddelige Teddybär, ein Affe oder ein Drachen sein – was auch immer es war, womit du geschlafen hast, an dem du gekaut hast, dass du mit dir herumgetragen hast und was deine Eltern dir nicht wegnehmen durften, nicht einmal in der Badewanne. Dies ist sehr wahrscheinlich dein Totem, und es sollte immer bei dir oder in Rufnähe sein. Rufe einfach mit deinem Herzen – und es wird kommen. Du magst eine Gänsehaut bekommen, wenn es kommt – eine 'Wahrheitshaut', wie wir scherzhaft sagen. Es ist eine automatische Reaktion unseres Nervensystems, dass wir eine Gänsehaut bekommen, wenn uns etwas energetisch berührt. Dann wirst du einen Seufzer der Erleichterung fühlen. Wisse, dass es da ist. Wenn du reist, wirst du es auch finden. Sobald du mit deinem Krafttier oder Totem auf diese Weise Kontakt aufgenommen hast, ehre es. Stelle Bilder des Tieres oder Wesens, oder solche, die ihm ähnlich sind – vielleicht aus einer Zeitschrift herausgeschnitten oder aus dem Internet ausgedruckt – auf deinen Kühlschrank oder Schreibtisch. Lege es auf deinen Altar oder trage es in deiner Geldbörse oder Tasche mit dir herum. Krafttiere sind wie streunende Katzen; wenn du sie fütterst – in diesem Fall mit von Herzen kommender Dankbarkeit und Anerkennung –, neigen sie dazu, dazubleiben. Es ist auch gut, über die Eigenschaften des Tieres zu lesen. Nimm wahr, welche Eigenschaften du mit ihm teilst und welches die Qualitäten sind, die du dir wünschst. Bitte das Krafttier, dir dabei zu helfen. Du wirst überrascht sein, was deines Weges kommt.

Aus dem Energie-Notizbuch:
Die Eule und das Volk der Steine

Vor einigen Jahren unternahmen ein Freund und ich eine Reise nach Oklahoma. Teil unserer Reise war es, nach interessanten Steinen – Großväter-Steinen oder Stein-Menschen – zu suchen, die wir mit uns zurückbringen konnten. Als wir durch die Glass Mountains fuhren, fiel uns auf, dass der Schotter neben der Straße einen Glanz wie Glas hatte. Wir hielten und fingen an, die Steine zu begutachten und sie zu befragen, ob welche von ihnen mitkommen wollten. Zu diesem Zeitpunkt war die Eule als Krafttier zu mir gekommen. Sie ist das Totem des Schamanen. Manche indianischen Völker fürchten die Eule, da sie denken, dass sie den Tod bringt. Dies ist tatsächlich eine Verfälschung dessen, was sie repräsentiert. Die Eule wandelt zwischen den Welten und kann jenseits des Schleiers sehen. Schamanen rufen die Eule an und die Eule den Schamanen, denn das Wort „Schamane" als solches kommt aus dem Sibirischen für „einen, der in der Dunkelheit sieht". Tod mag denen als Dunkelheit erscheinen, die nicht über den Schleier hinaussehen, doch für den Schamanen ist Tod nur eine andere Realität. Ein Teil des schamanischen Trainings ist es, seinen eigenen Tod zu erleben und zurückzukommen. Dann gibt es keine Angst mehr vor dem Tod, sondern nur das Wissen. Dieses Wissen teilt der Schamane mit der Eule. Bei den Cherokee wird die Eule in der Tat als eines der heiligsten Wesen inmitten derer betrachtet, welche die wahre Geschichte der Menschen kennen, denn die Eule war eines der wenigen Tiere, die während der sieben Schöpfungstage wach blieben.

Wir waren also dabei, die Steine an der Straßenseite zu begutachten, als plötzlich, scheinbar aus dem Nichts, eine Frau in einem

Allrad-Fahrzeug heranfuhr. „Was macht ihr da?", fragte sie. „Wir suchen nach interessanten Steinen", antworteten wir, nicht wissend, in welchem Ausmaß wir unser Interesse enthüllen sollten. Wir plauderten ein wenig belangloses Zeug, und dann sagte sie: „Wenn ihr wirklich interessante Steine wollt, wir haben einen Haufen bei uns daheim. Folgt mir!"

Wir folgten ihr in unserem Fahrzeug eine gewundene schmutzige Straße hinunter, stellenweise gefährlich tief mit großen Abstürzen auf der einen oder anderen Seite, bis wir zu einem Feld kamen, das mit den magischsten Steinen, die du dir vorstellen kannst, gefüllt war: Riesige Platten von kristallklarem Kali-Glimmer, die buchstäblich aus der Erde wuchsen, einige einen Meter groß und darüber. „Nehmt alles, was ihr wollt", sagte sie. „Wenn ihr damit fertig seid, kommt zum Haus zurück", fügte sie hinzu und zeigte einen anderen Erdweg entlang. „Ich bereite euch etwas zu essen."

Wir sammelten Stücke von Kali-Glimmer auf ehrerbietige Art und Weise, indem wir fragten, welche mit uns gehen wollten, einer von hier, einer von dort, bis wir einen kleinen Haufen hatten, und fuhren dann erschöpft zum Haus der Frau. Während wir uns der Eingangstür näherten, fragte ich mich: „Wie um alles in der Welt haben wir diese Frau gefunden? Was für eine unglaubliche Erfahrung!" Doch als sie uns in ihren Windfang ließ, wurde alles klar. Ich musste lachen. Sie muss mich für absolut verrückt gehalten haben, doch dort im Flur neben der Eingangstür stand ein Bücherregal mit unzähligen Reihen von Keramik-Eulen. Hunderten von ihnen.

Danke, flüsterte ich unserem Krafttier zu.

Diese Lagen von Kali-Glimmer, die wir gesammelt haben, zieren nun die Eingangsstufen zu unserem Haus.

Übung 10

Die Reise in die Mittlere Welt

Nachdem du nun erfolgreich dein Krafttier getroffen hast, ist es Zeit für eine Reise in die Mittlere Welt. Hier möchtest du vielleicht länger als fünfzehn Minuten unterwegs sein, vielleicht dreißig oder sogar fünfundvierzig Minuten. Beginne wieder mit dem Trommeln und gehe zu dem Ort, an dem du dein Krafttier triffst. Manchmal erlebe ich es, dass mein Krafttier etwas nachlässig mit dem Erscheinen ist, also etwas später kommt. Das ist kein Problem. Wir haben hier keine Eile. Wenn du deine Reise aufzeichnen wolltest, indem du laut beschriebest, was du siehst, so würdest du feststellen, dass die meiste Zeit der durchschnittlich fünfzehn bis dreißig Minuten der Reise in Stille verbracht wird. Die tatsächliche schamanische Reise geschieht in jederzeit/keine Zeit, so dass die Bilder oder Informationen häufig in einige wenige Sekunden gepresst sind, schneller als du sprechen oder beschreiben kannst. (Wenn du einen Recorder verwendest, so nimmst du am besten einen mit Stimmaktivierungsfunktion, um lange Pausen zu vermeiden.) Es ist ähnlich wie der REM-Schlaf, wo ein Mensch tatsächlich etwa nur alle fünfundvierzig Minuten träumt, wenn die Augenlider sich bewegen; die restliche Zeit wird im Unterbewusstsein verbracht. Wenn dein Krafttier etwas nachlässig mit dem Erscheinen ist, so kann es helfen, einen Ton zu finden, den man im Stillen als Rufsignal summen kann. Wenn mein Bär sich verspätet, dann fange ich an, eine wortlose Melodie zu summen, die in etwa so klingt wie ein Moskito. Wir beide wissen, dass dies eine scherzhafte Art ist, um zu sagen: „Ich bin hier, und ich bin bereit zu reisen!“ Du wirst vielleicht feststellen, dass Töne selbst

Macht in der nicht-gewöhnlichen Realität haben – sie können Wände einstürzen lassen oder Stürme herbeirufen. Deine eigene Stimme kann ganz unterschiedliche und unvorstellbare Ereignisse beherrschen. Der Ton OM kann beispielsweise ganze Welten in einigen Momenten erschaffen.

Wenn dein Krafttier erscheint, so bitte es, dich durch dein Haus zu führen, vielleicht von Raum zu Raum oder von oben und rundherum, und dann zu interessanten Punkten im Haus. Einige Objekte werden sehr groß erscheinen oder eine vollkommen andere Form annehmen. Ihre Kraft in der nicht-gewöhnlichen Realität – oder in jederzeit/keine Zeit – ist eine andere als in der körperlichen Realität. Einige der Objekte mögen Nachrichten für dich haben: Symbole oder Intuitionen dazu, woher sie kommen, wie sie besser verwendet werden könnten, ob sie an jemanden weitergegeben werden sollten oder andere Aspekte zu ihrer Kraft oder Medizin.

Du magst lebendige Wesen sehen, die in deiner gewöhnlichen Realität nicht anwesend sind, die jedoch dein Haus bewohnen, so wie Seelen oder vielleicht Fragmente (Geister).[11] Du wirst finden, dass deine Behausung ein lebender Organismus ist, ebenso wie ein Raum, der in sich viele weitere Räume oder Dimensionen enthalten kann. Du magst innerhalb deines Hauses oder deiner Wohnung sogar Wirbel finden, die als Portale in andere Dimensionen dienen. Vielleicht hast du diese intuitiv erspürt, wie beispielsweise einen Schrank, in dem Sachen scheinbar erscheinen oder verschwinden, oder ein Raum, der dir immer ein seltsames Gefühl vermittelt.

Es ist wichtig anzumerken, dass du vielleicht gar nichts sehen kannst, wenn du auf einer schamanischen Reise bist. Es ist nicht ungewöhnlich für jemanden, der sehr visuell orientiert ist – sagen wir ein Fotograf oder ein Künstler –, dass er nicht fähig ist, im visuellen Sinne zu sehen, da diese Fähigkeit bereits in einem feststehenden energetischen Muster hoch entwickelt ist. Stattdessen siehst du vielleicht mit deiner Nase. Bedenke, dass ein Hund oder ein Wolf manche Gerüche bereits durch einen trillionsten Anteil (1 Teil pro 1.000.000.000.000) von etwas identifizieren kann, indem er durch den Geruchssinn nicht nur Moleküle 'sieht', sondern auch zwischen ihnen unterscheidet. Der Bereich des Hunde-Gehirns, der sich mit dem Geruchssinn beschäftigt, ist viel größer als jener der Menschen. Außerdem ist er über die Maßen gut entwickelt, ebenso wie die Nasenlöcher, die Haare und Nervenenden in den Nasenlöchern, so dass Hunde (und auch Bären) tatsächlich durch das Riechen sehen können: Nenne es *Riechsehen.* Es ist hilfreich, sich daran zu erinnern, dass immer dann, wenn es um Tiere geht, die Visionen eher über das Riechen als über das Sehen kommen. Doch Menschen würdigen ihren Geruchssinn nicht. Häufig sublimieren sie diesen Sinn, der während einer schamanischen Reise hervorkommen mag. Tatsächlich hat der Geruchssinn enge Verbindungen mit Bereichen des Gehirns, die mit dem Erinnerungsvermögen assoziiert sind. Wenn du also über den Geruchssinn siehst, so mache dir keine Sorgen. Er mag dir sogar eine bessere Vorstellung von der Welt in der gewöhnlichen Realität vermitteln, wenn du deinem Gehirn erlaubst, Informationen auf ganzheitlichere Art und Weise zu verarbeiten; wenn du Erscheinungen direkter mit Erfahrungen aus deiner Vergangenheit oder qualitativer und emotionaler Bewertung verbindest, um eine genauere Interpretation deiner Erfahrungen in der nicht-gewöhnlichen Realität zu erhalten. Auch mag die eine Reise durch den Geruchssinn gehen, wie sehr auch immer durch eine erweiterte Sinneswahrnehmung verändert; die übernächste durch die Intuition oder eine Ahnung; und die nächste durch tatsächliche körperliche Wahrnehmung. Entspanne dich einfach und erlaube deinem Krafttier, dir deine

Welt zu zeigen. Sie wird dir auf die Art und Weise übermittelt, die du am besten verarbeiten kannst, wenn du dies zulässt, ohne dir Gedanken darüber zu machen.

Sobald du von dieser Reise in die Mittlere Welt zurückgekehrt bist, schreibe deine Erfahrungen auf. Ein Buch oder Tagebuch zu führen, kann auch weitere Wahrnehmungen an die Oberfläche bringen und eine nützliche Referenz für die Zukunft sein.

Die Welt ist so, wie wir sie kennen

Die Welt, wie wir sie kennen, ist, wenn sie auf die fünf Sinne begrenzt ist, in der Tat eine sehr begrenzte. Wenn wir unser Hören erweitern und lernen, sowohl nach innen als auch nach außen zu hören und in der nicht-gewöhnlichen Realität zu sehen, dann erweitert sich unsere Welt um ein Vielfaches. Diese viel tiefergehende, größere, reichhaltigere Welt befindet sich die ganze Zeit um uns herum. Sie erstreckt sich über Zeit und Raum und in Welten über Welten. Diese Reise beginnt erst, wenn wir das Zuhören und Sehen lernen. Wenn wir uns zu dieser Reise aufmachen, so sind wir wieder wie Kinder, für die die Welt ein brandneuer und aufregender Ort ist, der nur darauf wartet, entdeckt zu werden. Diese inneren und äußeren Reisen können uns bereichern, uns heil machen und uns helfen, auch die Wesen um uns herum zu heilen. Dies bedeutet das Heilen der Erde und uns selbst, und ist die Basis dafür, das Sein zu lernen.

Überblick

Wie du sehen kannst:

- Erkenne, dass alles miteinander verwandt ist und Macht im Jetzt hat, welches ewig ist und alle Wesen verbindet.
- Entwickele die richtige Beziehung, indem du die Welt zu dir sprechen und dir zeigen lässt, was in die Harmonie und ins Gleichgewicht gebracht werden muss.
- Praktiziere das schamanische Reisen und erweitere damit deine Welt.
- Gestatte den Mächten, alles ganz zu machen und zu manifestieren, was manifestiert werden muss.
- Danke den Mächten und dem Schöpfer durchgehend.

Internet-Schlüsselworte:
Krafttiere, Totem, Nicht-gewöhnliche Realität, Akasha-Chronik, Christus-Bewusstseinsnetz, Feder von Quetzalcoatl

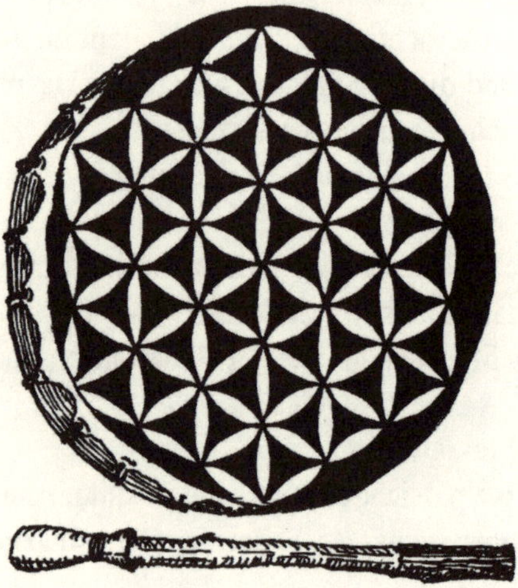

Kapitel 4

Anwendungen

Das Überleben der Welt hängt davon ab, dass wir teilen, was wir haben, und zusammenarbeiten. Wenn wir dies nicht tun, wird die ganze Welt sterben. Zuerst der Planet und dann die Menschen.

Frank Fools Crow
Lakota-Medizinmann

In diesem Kapitel geht es um das Lernen „zu sein". Das heißt, das zu praktizieren, was du weißt. Die Übungen zu machen und die Anwendungen auszuführen. Wenn du meinst, dass du keinen Erfolg hast, so probiere es später noch einmal. Wie es so schön heißt: Rom ist nicht an einem Tag erbaut worden. Fahre also mit dem Üben und Anwenden fort; kein Versuch ist umsonst. Hier gibt es keinen Druck, keine Fristen, kein „habe Erfolg, jetzt, sofort!" Lernen ist ein Prozess, manchmal ein langsamer; aber eines Tages wirst du entdecken, dass alles das, von dem du einmal gedacht hast, du kannst es nicht, plötzlich leicht geworden ist. Du tust es, ohne darüber nachzudenken. Verzeihe dir selbst und lache darüber, wenn es nicht klappt, denn du hast nicht versagt. Du hast nur einfach nicht das erreicht, was du meintest, erreichen zu müssen. Wenn du zurückschaust, erkennst du vielleicht, dass es das *Versuchen* war, was sich schwierig gestaltete. Die Handlung und die Vollendung selbst waren einfach. Es wird nicht das Versuchen, nicht das nicht Erreichen, sondern die Leistung selbst sein, die wachsen, fortdauern und dabei an Kraft und Macht gewinnen. Lasse dich nicht von 'negativen Selbstgesprächen' davon überzeugen, dass deine Anstrengungen nicht funktionieren oder auf irgendeine Art und Weise vergeblich sind.

Vergiss nicht: Alle Energiearbeit findet in jederzeit/keine Zeit statt. Die Wirkungen mögen sich nicht dann zeigen, wenn du sie erwartest. Sie können in der Zukunft geschehen oder sind vielleicht schon passiert, ohne dass du es weißt. Da ist auch das Gesetz unbeabsichtigter Konsequenzen. Wenn du dich darauf konzentrierst, dass eine Sache passiert, kann es sein, dass das Ergebnis eine andere Sache ist, die aber letztendlich vorteilhafter ist. Außerdem summieren sich alle Bemühungen. Energie wird weder geschaffen noch zerstört, sondern umgewandelt. Es mag die lange, faule Acht auf eine unerwartete Art und Weise schaffen. Aber gib nicht auf. Thomas Edison sagte einmal: „Viele Fehlschläge des Lebens stammen von Leuten, die nicht erkannten, wie nahe sie dem Erfolg waren, als sie aufgaben."

Erkenne, dass du bereits dadurch, dass du handelst, erfolgreich bist. Das Ergebnis mag zu einem unerwarteten Zeitpunkt und schnell kommen, in einer Zeit und auf eine Weise, die du niemals hättest erwarten können. Hierin tun wir das Beste, was wir tun können, doch wir übergeben es immer mit Dankbarkeit dem Schöpfer. Dankbarkeit ist der stärkste Aspekt unserer persönlichen Kraft, sie schafft Raum für Wunder und gestattet uns, Mitschöpfer des Schöpfers zu sein. Ergebnisse können wir nicht kontrollieren. Sie sind jenseits unserer Kontrolle. Es sind der Schöpfer und die Mächte, der Fluss der Schöpfung, die diese Arbeit tun, nicht wir.

Wir sollten dem Schöpfer Raum geben, auf gute Weise tätig zu werden, indem er unsere Aufmerksamkeit und Absicht nutzt, das Gleichgewicht, die Harmonie, die Gesundheit und Ganzheit so hervorzubringen, dass wir an der Schöpfung teilhaben können. So können wir helfen, den Fluss für gute Resultate vorzubereiten.

Dieser Gang mit den Völkern, das Hören, Sehen und Sein zu lernen, ist nicht vorüber. Er hat gerade erst begonnen.

Den Körper ins Gleichgewicht bringen: Der Adler

Bevor wir uns mit der Erdenergie verbinden, um vor Ort oder auf die Entfernung zu heilen, kann es hilfreich sein, die Energien des Körpers auszugleichen. Im normalen Tagesablauf können unsere energetischen Systeme aus dem Gleichgewicht geraten, doch die Energien lassen sich leicht wieder in die Balance bringen. Zunächst einmal reinige dich energetisch, entweder mit dem Rauch von weißem Salbei oder mit Zeder. Wenn du auf Rauch allergisch reagierst oder dich an einem Ort befindest, wo kein Feuer verwendet werden darf, geht auch Spray, das die Essenz von heiligen Pflanzen enthält.

Bringe deine Gedanken zur Ruhe und atme langsam – ein und aus, ein und aus. Dabei erlaube der Erdenergie, durch die Füße hinaufzufließen; und der Energie des Schöpfers, von oben durch deinen Scheitel (dein Kronen-Chakra) hinunterzufließen. Erde dich, zentriere dich und umgib dich mit einem Schutz.

Dann strecke deine Arme etwas unterhalb der Taillenhöhe vor dir aus und drehe deine Handflächen nach außen, so dass die Handrücken zueinander gedreht sind. Kreuze deine Arme und umfasse fest deine Hände, indem du mit den Fingern ineinander greifst. Dann hebe deine derart ineinander verschränkten Hände in einer Bewegung zu deiner Brust empor, mit den Ellbogen fest an deinem Körper. Halte diese Stellung und atme langsam. Lasse dabei alle Anspannung, die sich in deinem Körper befinden mag, und alle Gedanken, die sich in deinem Kopf drängen, ziehen. Wenn Gedanken kommen, drücke sie mit deinem Atem weg und erlaube dabei der guten Energie von Mutter Erde, durch deinen Scheitel und deine Füße hineinzukommen. Nach ein paar Augenblicken, wenn du dich klar fühlst, bewege deine umfassten Hände wieder nach unten und öffne deine Finger. Halte deine Arme gerade weg von deinem Körper, wie die Flügel eines fliegenden Adlers, und schüttele deine Finger, um Energie freizusetzen. Du kannst die Energie auch wie Karamell aus deinen Fingern ziehen und sie Mutter Erde hinschleudern.

Kinder wenden dieses rückwärtige Umfassen der Hände häufig intuitiv an. Sie merken, wenn die Energie in ihrem Körper aus dem Gleichgewicht geraten ist und richten sie auf diese Weise wieder aus. Diese Übung kann man natürlich jederzeit machen, nicht nur, wenn man sich auf das Heilen von Pflanzen und Tieren vorbereitet. Diejenigen, die Yoga praktizieren, können das Gleiche mit der Adler-Position (*Garuda*) erreichen, die Körper, Verstand und Seele ins Gleichgewicht bringt. Um sie auszuführen, ziehe den linken Fuß heran, beuge das Knie und schlinge das linke Bein um das rechte Bein. Dann kreuze die Arme an den Ellbogen, links über rechts. Bringe die Handflächen zusammen, halte die Finger dabei nach oben. Atme ein und aus. Dann kehre zur Normalstellung zurück. Wiederhole die Übung, indem du nun das rechte Bein um das linke schlingst und den rechten über den linken Arm legst.

Mit allem, was ist, eins sein

Eine einfache Möglichkeit, mit allem, was ist, eins zu sein, ist es, sich an einem Ort in der Natur niederzulegen und eins mit Mutter Erde zu werden. Dies ist ebenfalls etwas, was kleine Kinder tun. Außerdem graben sie gern in der Erde, einfach um zu sehen, was dort ist. Dies öffnet unsere Herzen für das reine Sein. Wenn du mit einer Wahrnehmung der typischen Jahreszeiten aufgewachsen bist, dann denke zurück an die Zeit, als du jung warst und im Herbst Blätter zusammengeharkt hast. Auch das ist eine einfache Übung des Seins. Erinnere dich daran, wie wundervoll es nach dem Aufhäufen der Blätter war, darauf zuzulaufen und in den Haufen hineinzuspringen, dich tief einzubuddeln, die vielfältigen Gerüche der Pflanzen und der Erde zu riechen, in ihnen umzudrehen, ihre knisternden Geräusche zu hören und dich hinüberzurollen, um den Himmel und die Wolken hoch oben zu sehen. Du bist niemals zu alt, um diese natürlichen Ansichten, die Geräusche oder das Gefühl von Himmel und Erde zu genießen. Weise ist der- oder diejenige, die diesen Becher austrinken können, den die Erde bietet, einschließlich der tiefen Weisheit unschuldiger Jugend. Probiere einfach mal, auf dem Boden zu liegen und mit all deinen Sinnen die Wunder um dich herum zu fühlen, indem du tief mit deinem Energiekörper in die Erde hinunter – und nach oben hinaufreichst, um die Wolken zu berühren. Dabei kannst du eins sein mit allem, was ist.

Einen heiligen Kreis errichten

Das Errichten eines heiligen Kreises ist ein wichtiger Aspekt zur Stärkung der Heilungseffektivität, da er deine Energien konzentriert, zum rechten Denken führt und die Absicht festsetzt. Wähle einen Kraftort – eine Stelle in der Natur, die abgelegen ist oder eine Aussicht hat, die sich stimmig anfühlt –, wo deine Energien zur heiligen Geometrie der Landschaft beitragen.[1] Gehe von diesem Ort etwa vier Meter (oder wie groß auch immer dein heiliger Kreis sein soll) geradeaus nach Osten, dann gehe im Uhrzeigersinn und halte an jeder der Hauptrichtungen an, um die Energien dort zu spüren. Gehe viermal um diesen Kreis herum, jedes Mal singend oder betend, dem Schöpfer und allen Wesen dafür dankend, dass wir diese Gelegenheit bekommen haben, Körper, Geist, Herz und Seele zu teilen. Dabei verstreuen wir Maismehl oder Tabak, um den Rand eines Kreises zu bilden. In der ersten Runde möchtest du vielleicht eine Rassel schütteln, um die dort bestehenden Energien aufzubrechen, damit sie sich deiner heiligen Absicht anpassen. In der letzten Runde zünde Salbei oder Zeder an und gehe im Uhrzeigersinn in einer Spirale zum Zentrum, dabei wedele den Rauch, so dass er den Kreis füllt. Danach verrichte das, wozu du geführst wirst, richte die gewünschte Zeremonie aus, meditiere oder genieße einfach die Heiligkeit der Natur, wenn du dies vorziehst.

Die Mächte anrufen

Wenn wir eine heilige Zeremonie ausrichten, so rufen wir die Mächte um Hilfe an. Zeremonien können kompliziert, mit vielen Merkmalen und einer intensiven Heilung für Pflanzen oder Tiere sein – oder nur ein einfaches Danksagen. Doch um die Mächte anzurufen, müssen wir einen heiligen Platz für sie schaffen. Hier ist ein Beispiel (weitere finden sich in meinen Büchern *Kraftplätze finden und schützen* und *Heilende Energien von Kraftplätzen und heiligen Orten*):

Zunächst errichte einen heiligen Kreis. Sobald der Kreis vollständig ist, setze dich im Osten nieder, schaue nach Westen und lade jede der Richtungen – die *unoli* – ein, indem du ihnen dafür dankst, dass sie sich mit dir in der Heilungszeremonie verbinden. Vielleicht legst du fünf Steine vor dich, um ein Medizinrad zu konstruieren: Einen für das Zentrum und einen für jede der Richtungen. Danke allen deinen Führern, Engeln, Krafttieren, den Mächten von Himmel und Erde, den Vorfahren und göttlichen Wesen dafür, dass sie anwesend sind und dir bei dieser Heilungszeremonie helfen. Würdige die Richtungen – die *Vier Harmonien* – dafür, dass sie jegliche eventuellen Fehler oder Wissenslücken deinerseits korrigieren, so dass die Heilung stattfinden kann. Du bist in dieser Zeremonie ein 'hohler Knochen', ein Kanal. Du bist nicht der- oder diejenige, die die Heilung ausführt. Du gibst den göttlichen Mächten Raum, ihre Arbeit zu tun. Einladen kannst du sie durch Rasseln, Trommeln oder Singen. Danke ihnen für die Heilung, wenn du geführt wirst.

Ein Gebet kann folgendermaßen aussehen (um deine eigenen Worte und die Mächte, die du einlädst, festzulegen, gehe zu deinem Herzen):

Lieber Schöpfer, Mutter Erde, Göttlicher Vater, Führer, Engel, Krafttiere, Vorfahren, Göttinnen und göttliche Wesen des Lichtes, ich danke euch dafür, dass ihr es uns möglich macht, hier zu sein und diese Arbeit zu tun. Wir sind euch dankbar für eure Anwesenheit und eure heilende Hilfe. Wir sagen Dank für alles, was ihr tut.

Großer Schöpfer, wir danken dir für dein göttliches Licht und dafür, dass du uns Leben und alles Notwendige gibst.

Mutter Erde, wir danken dir für all das, was du für uns zum Leben bereitstellst, das Land, das Wasser, die Luft, die wir atmen, sowie alle Dinge.

Ihr Führer, wir danken euch dafür, dass ihr sprecht, so dass wir euch hören und dem folgen können, was ihr zu sagen habt, damit diese große Heilung stattfinden kann.

Ihr Engel, wir danken euch für alle Wunder über uns, unter uns und um uns herum, rückwärts und vorwärts in der Zeit – selbst Wunder, die wir nicht sehen oder von denen wir nicht wissen, die aber dennoch stattfinden.

Ihr Krafttiere, wir danken euch für eure Verbindungen mit uns und euren Schutz, und dafür, dass ihr alle Negativität fernhaltet, uns das bringt, was wir benötigen, und uns als Kräfte des Universums eure Kraft für diese Heilung leiht.

Ihr Vorfahren, wir danken euch dafür, dass ihr auf uns und die Arbeit, die wir heute tun, herablächelt; dafür, dass ihr die Heilung vor und nach uns geschehen lasst, so dass alle in unserem heiligen Kreis geheilt werden.

Göttinnen und göttliche Wesen des Lichtes, wir sind euch außerordentlich dankbar für eure Wunder im Himmel und auf Erden, und wir danken euch dafür, dass ihr euer Licht auf uns herabscheinen lasst, so dass eure Stimmen gehört werden und die Welt in allen Bereichen ins Gleichgewicht gebracht wird. Wir danken euch für diesen Tag, für diesen Moment und diesen Kreis des Lichtes, um allen Wesen zu helfen.

Das Gebet kann so lang oder so kurz sein, wie dein Herz es dir sagt – wenn du vom Herzen aus sprichst. Denke daran, das Herz ist rund, nicht auf Worte ausgerichtet. Es spielt weniger eine Rolle, *was* du sagst, als vielmehr *wie* du es sagst, und dass es dazu dient, das Herz zu öffnen, den Kopf freizubekommen und mit den Mächten in Verbindung zu treten, indem du sie hineinlässt und einen heiligen Ort in dir schaffst, an dem Heilung stattfinden kann. Sorge dafür, dass du den Vorfahren dankst. Wenn wir *Vorfahren* sagen, so danken wir nicht nur all jenen, die vor uns kamen, sondern auch all jenen, die nach uns kommen werden. Wir sind jeder nur ein Punkt im Heiligen Lebensring, der vorwärts und rückwärts in der Zeit geht. Indem wir den Vorfahren danken, ziehen wir Kräfte, Fähigkeiten und Heilungsenergien heran, die noch kommen oder sich zeigen werden, sowie auch solche, die bereits geschehen sind. Damit schaffen wir eine Spirale von jederzeit/keine Zeit mit positiven Wirkungen für alle Wesen zu allen Zeiten und an allen Orten – Heilung für alle.

Wenn die Gebete und Bittgesuche getan sind, kannst du die benötigte Heilungszeremonie ausführen, entweder im Kontakt mit der Pflanze oder dem Tier im Kreis oder, wenn es eine Fernheilung ist, indem du ein Objekt verwendest, das die Pflanze oder das Tier repräsentiert.

Sobald die Heilungszeremonie beendet ist, danke den Mächten und gib den Kreis an die Natur zurück, indem du viermal gegen den Uhrzeigersinn um ihn herumgehst, im Gebet oder im Gesang Dank sagst und die Energien sowie den Ort freisetzt.

Heilen mit Erdenergie durch Handauflegen: Deine Schmetterlingsflügel ausbreiten

Du kannst diese Form des Heilens mit den Händen draußen, drinnen oder überall anwenden. Stelle dich in deinen heiligen Kreis. Erde dich, begib dich zu deiner Mitte, umgib dich mit einem Schutz. Nimm ein paar tiefe Atemzüge. Mache deinen Kopf frei von Gedanken. Stelle dir vor, wie die Energie vom unteren Ende deiner Wirbelsäule tief hinunter in die Mutter Erde fließt, wo sie sich mit einer kristallinen Höhle tief drinnen verbindet. Stelle dir den heiligen Kreis um dich herum als die Spirale der goldenen Mitte vor, die alles verbindet, was in diese Existenzebene schwingt, und die darüber hinaus in die nächste nach oben reichende Sphäre geht, immerwährend, von Existenzebene zu Existenzebene, wie die Windungen der Zwillingsschlangen des Caduceus oder die Zwillings-Spirale der DNS, jede eine Schlaufe oder *Crazy Eight* (Verrückte Acht), die dich mit dem oben und unten verbindet. Du bist eins mit dieser Welt und verbunden mit allen anderen. Um dich herum ist ein umfassender kugelförmiger Körper, deine Energie, die so weit hinaus reicht, wie du möchtest und dich mit allem verbindet, das du erstrebst, sei es nah oder fern. Du bist sicher und geschützt innerhalb dieses heiligen Kreises. Siehe deine Energie als eine wunderschöne Zahl Acht, mit dir im Zentrum, der obere Kreis die Oberwelt, der untere Kreis die Unterwelt. Du bist eins mit allen Energien von Himmel und Erde: Deine Energie kreist unten herum, bringt die wunderbare Energie von Mutter Erde an die Oberfläche, bewegt sich spiralförmig durch dich hindurch, kreist oben herum und verbindet sich mit dem Christus-Bewusstseinsnetz, der Feder von Quetzalcoatl, den höchsten Energien von allem, was ist und auf der Erde sein kann. Und du bist im Zentrum von all dem. Stelle dir vor, dass du Schmetterlingsflügel hast. Dies ist die *Verrückte* Acht, die von dir ausgeht, ganz um dich herum, hier, dort, überall, in jeder Richtung, die hierhin, dorthin, überallhin flitzt, so schnell, dass sie nicht gesehen werden kann. Strecke deine Schmetterlingsflügel aus. Werde eins mit allem. Innerhalb dieses Kreises möchtest du vielleicht mit einer Pflanze oder einem Tier, das dir am Herzen liegt, Kontakt aufnehmen, in Sichtweite, in Berührungsnähe oder weit entfernt. Entfernungen haben keine Bedeutung, wenn du mit allem verbunden bist. Du befindest dich innerhalb eines Machtkreises, und alle Dinge, alle

Wesen, jede Pflanze, jeder Stein, jeder Baum, sind ein Teil von dir. Dort, wohin du deine Aufmerksamkeit richtest, berührst du, heilst du, bringst du Gleichgewicht, Heilung und Ganzheit. Selbst wenn es nur eine Gedankenranke ist, die hinausgeht, lasse sie deiner Absicht dahin folgen, wo du sie hinlenkst, um mit der Pflanze oder dem Tier Kontakt aufzunehmen. Lasse die Liebe und Freude von dieser Pflanze oder diesem Tier ein Teil von dir werden und du ein Teil von ihr. Sende Segenswünsche, indem du dich mit den Wesen von Himmel und Erde verbindest und ihren Herzen und Seelen den Raum gibst, um mit der Pflanze oder dem Tier Kontakt aufzunehmen, ihnen einen Lebensimpuls zu geben und sie zu beleben. Stelle dir die Pflanze oder das Tier in seiner energetischen Form vor. Wenn ihre oder seine DNS eine Code-Sequenz wäre, so würde diese ein Bild von sich in ihrem perfekten Zustand zu dieser Zeit produzieren. Konzentriere dich auf dieses Bild, das ihr oder sein perfekter Zustand ist. Stelle dir ein Foto davon vor, wenn es dies einfacher macht. Du bist der Fotoapparat, der die energetische Form aufzeichnet; und dadurch, dass du die energetische Form, die du in dir siehst, projizierst, erlaubst du ihr, eins mit der Pflanze oder dem Tier zu werden, sofern diese das zulassen. Es ist ihre eigene energetische Form, so dass die Pflanze oder das Tier nur das annehmen mag, was benötigt wird. Lasse zu, dass du selbst der Spiegel für die energetische Form der Pflanze oder des Tieres wirst.

Wenn du fertig bist, löse dich davon und sage Dank. Danke all den Wesen des Himmels und der Erden, Mutter Erde und allen Wesen des Lichtes. Danke ihnen dafür, dass alle Energien, die nicht am richtigen Ort sind, dorthin zurückgeführt werden, wo sie hingehören; und danke ihnen dafür, dass sie den heilenden Einfluss unterstützen.

Fernheilung mit einer *Kachina*

Bei der Heilung aus der Ferne ist es häufig nützlich, ein Objekt zu verwenden, das die zu behandelnde Pflanze oder das Tier repräsentiert. Es ist nicht notwendig, doch es hilft uns, unsere Absicht zu konzentrieren. Für das Heilen eines Tieres könntest du zum Beispiel einen Teddybär oder eine handgefertigte Figur in beliebiger Form verwenden. Ich benutze eine Figur, die für mich gemacht wurde. Sie sieht wie eine große weiße Socke aus, die mit Füllstoff ausgestopft ist, auf die ich ein lächelndes Gesicht gemalt habe. Manche Medizinmänner verwenden eigenhändig gefertigte Figuren, manchmal auch *kachinas* genannt, zum Repräsentieren der Person, der Pflanze oder des Tieres, die Heilung benötigen, oder für die Darstellung von Geisthelfern oder Mächten, die sie um das Objekt, das für den Patienten oder die Patientin steht, gruppieren. *Kachina* ist ein Wort der Hopi-Sprache und bedeutet „übernatürliches Wesen". Es benennt spezifische Geister, doch es bezieht sich auch auf eine geschnitzte Puppe, die das Wesen repräsentiert. Die geschnitzten Puppen – ob sehr verziert oder nur mit groben Zügen versehen –, dienen nur dazu, dem Verstand einen Fokus in der ablaufenden Zeremonie zu geben. Du kannst also verwenden, was dir gefällt. Es können Eisstiele sein. Wenn man sie einmal hergestellt hat, so kann man sie im Medizinbeutel oder daheim aufbewahren und immer wieder verwenden. Für eine Fernheilung mit Hilfe einer *kachina* errichte deinen heiligen Kreis und setze dich in den Osten. Platziere das Objekt für die Pflanze oder das Tier im Zentrum, und wenn du möchtest, arrangiere *kachinas*, die die Geister von Himmel und Erde repräsentieren, darum herum. Halte deine Hände zu beiden Seiten des Objekts und verbinde dich mit den Mächten in deiner *Verrückten Acht*, indem du deine Schmetterlingsflügel ausbreitest.

Heilen durch das Erhöhen der Schwingungsfrequenz

Um Pflanzen und Tiere aus der Ferne über das Erhöhen der Schwingungsfrequenz zu heilen, stelle dich einfach mittels der Kinesiologie ein, wie mit der Arbeit von David R. Hawkins und der einfachen „ja/nein"-Übung im Kapitel 2 besprochen.

Zunächst frage: Darf ich zu diesem Zeitpunkt Zugang zu allem haben, was ich bin? Und dann prüfe es.

Dann frage: Darf ich mit allen Wesen des Lichtes Verbindung aufnehmen, damit sie mir helfen? Und dann prüfe es.

Als Nächstes frage: Darf ich Heilung für das höchste Wohl aller geben? Und dann prüfe es.

Der Prozess des Prüfens selbst hebt deine Schwingungsfrequenz an. Wenn du also ein „Nein" als Antwort erhältst, so atme einfach langsam von deinem Zwerchfell aus ein und aus und lasse allen Stress aus deinem Körper und deinem Kopf entweichen, indem du ihn ins Universum und zu allen Wesen entlässt. Mache deinen Kopf frei von Gedanken und finde den Ruhepunkt. Vielleicht schaust du dir noch einmal die Übungen 3, 4 und 6 an. Wenn du ein „Ja" zu all diesen Fragen erhältst, dann frage: Darf ich mit (der Pflanze oder dem Tier) für Heilung, Gesundheit und Ganzheit Verbindung aufnehmen? Dann prüfe es. Schau dir zu, welche Informationen du erhältst: Gedanken, Gefühle oder Eindrücke. Bei jeder Information, die hochkommt, sage: Ich würdige es und setze dies frei. Es ist gut.

Vielleicht wird dich erstaunen, was hervortritt, doch hefte dich an nichts, was in dein Bewusstsein aufsteigt. Wiederhole einfach jedes Mal: Ich würdige und setze dies frei, es ist gut. Du wirst die Veränderung spüren, sobald die Sitzung vorüber ist. Wenn du diese Veränderung spürst, sage einfach: „Danke, Schöpfer, für diesen Augenblick. Bitte entferne alle Energien, die nicht zu mir oder (der Pflanze oder dem Tier) gehören, und führe sie dahin zurück, wo sie hingehören.“[2]

Pflanzen und Tiere über eine Berührungsfläche oder über das Spiegeln heilen

Pflanzen und Tiere können in der Nähe oder aus der Ferne auch einfach durch Nichtstun geheilt werden. Weil der Begriff „bewusstes Nichtstun“ verwirrend klingen kann, so nennt man es auch „Sich an der Berührungsfläche befinden“ oder „Spiegeln“. Wir spiegeln ständig unsere Umgebung wider, während wir alles innerhalb unseres rund acht Meter umfassenden Feldes energetisch beeinflussen, ob Mensch, Pflanze oder Tier, so wie auch sie uns beeinflussen. Da jedes Wesen ein Energiefeld besitzt, vermischen sich, channeln und spiegeln alle Wesen sich fortwährend. Sie interagieren miteinander, wenn sie zusammen sind, oder durch ihre multidimensionalen Selbste auch auf die Entfernung. Um diese Tatsache der Beziehung als Heilmethode zu nutzen, kann man einfach sein Energiefeld zurückziehen, so dass man bewusst keine Energie aussendet (channelt), teilt oder Energie aufnimmt.

An der *Berührungsfläche zu sein,* bedeutet fühlen zu lernen, wie dein Energiekörper funktioniert. Hierfür nimm ein lebendes Objekt – beispielsweise eine Pflanze, einen Freund, einen Verwandten oder jemanden, zu dem du eine enge Beziehung hast – und setzt euch gegenüber. Wenn der andere eine Pflanze ist, so brauchst du sie um nichts zu bitten und ihr nur dafür zu danken, dass sie da ist. Ist es jedoch ein Person, so bitte sie, einfach nur da zu sitzen und zu sein, ohne Gedanken, einfach nur bewusst anwesend zu sein. Bitte die Person, die Augen zu schließen, wenn ihr dies hilft, und präsent zu sein. Jetzt halte deine Hände vor dich, die Handflächen nach außen, und schließe deine Augen. Fühle deinen Energiekörper. Fühle, wie weit er sich in Zeit und Raum hinein erstreckt. Er erscheint grenzenlos, nicht wahr? Jetzt definiere deine Energie durch den Energiekörper der Person oder Pflanze, die dir gegenübersitzt oder -steht. Wenn du deine Hände statt deines Kopfes verwendest, dann stelle dir vor, dass deine Hände die Hände des- oder derjenigen berühren, die dir gegenüber sitzen. Wenn es eine Pflanze ist, so stelle dir vor, dass diese Hände hat. Jetzt spüre, wo deine Energie auf diese Energie trifft, so als ob deine Hände des anderen Hände berühren. Keiner von beiden drückt die des anderen, es geht nur um den definierenden Bereich der Berührungsfläche.[3] Wenn du es dir auf diese Weise vorstellst, so wird deutlich, wo die Energie des einen beginnt und die des anderen endet. Jetzt stelle dir vor, dein Energiefeld besteht aus einer Vielzahl von Spiegeln, die das Energiefeld des anderen reflektieren. Erlaube dir selbst, völlig präsent zu sein – ohne Gedanken – nur zu sein. Dieses *nur zu sein* ist tatsächlich heilend. Es erlaubt dem anderen, selbst zu 'sehen'. Wenn du ein perfekter Spiegel bist, mit dem Herzen fühlst, zufrieden bist, einfach 'anwesend' bist, ohne ärgerliche oder drängende Gedanken oder über gestern oder morgen nachzudenken, dann wird der andere von sich selbst sehen, was er sehen muss, um seine eigene Heilung, seine Harmonie und sein Gleichgewicht zu finden.

Man kann diese Übung auf Pflanzen und Tiere in der Ferne anwenden, indem man einfach seine Absicht, diese Pflanze oder dieses Tier zu spiegeln, erklärt. Da wir alle durch Zeit und Raum miteinander verbunden sind, wird die Absicht mit der dem anderen innewohnenden Weisheit Kontakt aufnehmen, und diese wird sehen, was sie sehen muss. Bedanke dich auf jeden Fall beim Schöpfer, wenn du fertig bist, und bitte darum, dass alle Energie, die nicht zu dir oder der anderen Person gehört, entfernt wird und dorthin zurückgegeben wird, wo sie hingehört.

Fernheilung mit Edelsteinen

Eine Fernheilung an einer Pflanze oder einem Tier kann auch durch die Verwendung eines Edelsteins oder Dreifußes erreicht werden. Jeder Edelstein ist dafür geeignet. Er muss weder groß noch klar sein. Es ist in der Tat ein Missverständnis, dass klare Quarzkristalle auf irgendeine Art und Weise 'mächtiger' als rauchgraue oder milchige sind. Auch kleine Edelsteine (2,5 cm oder kleiner) verfügen über reichlich Kraft. Klare Edelsteine werden auch mit dem Attribut „Museumsqualität“ ausgestattet, weil dies aus ästhetischen Gründen gewünscht wird. Es hat jedoch nichts mit ihrem Nutzen oder ihrer Fähigkeit, Energie zu halten oder zu übermitteln, zu tun. Die meisten Edelsteine, die ich für Fernheilungen verwende, sind etwa 2,5 bis 5 cm lang und etwa 1,25 cm breit.

Konstruiere zunächst einen Dreifuß, indem du drei Stöcke an einem Ende mit einem Band zusammenbindest. Danach binde einen Edelstein so an, dass er im Zentrum des Dreifußes nach unten hängt. Dann stelle eine Puppe oder einen anderen Gegenstand her, um die Pflanze oder das Tier zu repräsentieren, die Heilung benötigen. Im Falle eines Haustieres schreibe den Namen des Tieres auf ein Stück Papier und lege dies unter den Dreifuß. Programmiere den Edelstein, indem du ihn in deiner linken Hand hältst und die Energie von deinem Herzen hineinfließen fühlst. Lasse den Dreifuß mit dem Edelstein stehen, um eine Zeitlang die freisetzende Heilung zu erwirken. Dabei programmiere den Edelstein gelegentlich erneut. Eine derartige Heilungsaktion kann sich über Tage oder Wochen hinziehen, wenn sie benötigt wird.

Fernheilung mit Edelsteinen und Symbolen

Wenn ein Dreifuß aus irgendeinem Grund zu unhandlich sein sollte, so kann eine Fernheilung mit Hilfe von Edelsteinen auch auf die folgende alternative Weise durchgeführt werden. Zeichne die Symbole des Tesserakt, *umane* oder *antahkarana,* auf den Boden oder auf ein Stück Papier. Ziehe einen Kreis um die Symbole, um die Energie an dem Ort einzuschließen und zu fokussieren. Platziere die Puppe oder das Stück Papier mit dem Tiernamen in dem Kreis und programmiere vier Edelsteine mit Herzenergie. Platziere einen Edelstein an jeder Ecke des Symbols, so dass sich die Spitze des Edelsteins im Kreis befindet. Die Edelsteine mit den in den Kreis hineinragenden Spitzen dienen als Brücken zwischen Himmel und Erde für die Heilung. Du kannst die Symbole auch mit einem Dreifuß benutzen. Da die Energie des *umane* die von Mutter Erde ist, kannst du außerdem die Kraft der Zeremonie verstärken, indem du das *umane* der Erde auf die folgende Weise gestaltest: Grabe ein kleines Viereck mit Ecken, die sich wie Dreiecke nach außen strecken, etwa 2,5 cm tief in die Erde oder unter die Ebene der Vegetation. Umkreise das *umane*-Symbol mit sonnengebleichtem Sand oder Erde, die in der Sonne getrocknet worden ist, oder mit Geschenken an die Mächte, wie etwa Maismehl oder Tabak.

Andere Heilsteine verwenden

Für die Fernheilung von Pflanzen und Tieren kann man auch Heilsteine verwenden. Steine haben ihre einzigartigen Schwingungen, und manche helfen bei einer Sache mehr als andere. Sie sind natürliche Energiekanäle. Wenn sie zusammengelegt werden, so agieren sie wie die Tasten eines Pianos, das eine Melodie spielt, je nachdem wie sie ausgewählt und arrangiert wurden.

Jeder Stein des Schöpfers hat eine Schwingung. Jeder hat eine Affinität zu einer bestimmten Sache. Wenn sie zusammengebracht werden, so schaffen sie eine Harmonie oder einen Oberton, der helfen kann, dich mit der Absicht dessen, was du erreichen willst, in Harmonie zu halten.

Denke daran: Die Absicht ist alles. Wir erzeugen Energie durch Aufmerksamkeit, durch das Lenken unserer Konzentration, unserer inneren Kraft. Wir erreichen etwas. Wir bringen Dinge in die Realität durch Intention. Darin sind natürlich männliche und weibliche Eigenschaften hineingemischt. Sogenannte weibliche Eigenschaften ziehen an, wie etwa beim Magnetismus, männliche Eigenschaften dagegen lenken. Wenn sie richtig ausgewählt werden, so sind Steine Kraftobjekte, die sowohl in der Nähe als auch in der Ferne eine große Wirkung erzielen können.

Über Tausende von Jahren haben Cherokee-Medizinmänner oder Priester Edelsteine für Heilungs- und andere Zwecke bei sich getragen. Einige Leute schreiben heute die Verwendung von Edelsteinen fälschlicherweise dem Gedankengut des New Age zu, doch sie kommt aus der Tradition der eingeborenen Völker. In manchen Stämmen im Westen sind Medizinmänner argwöhnisch gegenüber Leuten, die Edelsteine tragen. Sie fragen sich, warum jemand solch einen kraftvollen Stein würde tragen wollen. In gewisser Hinsicht haben sie recht. Manchmal, insbesondere dann, wenn ich unterwegs bin und Trommelzirkel abhalte, sammele ich die Steine von dem Parkplatz des Ortes, wo wir gerade sind. Einfach die Steine, die mich ansprechen. Sie haben auch Kraft. Sie sind Großväter, wie die mächtigsten der Felsen. Ihre Weisheit ist alt. Es spielt keine Rolle, dass sie auf einem Parkplatz gefunden wurden. Die *Macht* ist überall.

Edelsteine sind die Steine mit Macht, die am einfachsten zu erkennen sind, da sie hübsch und beliebt sind. Sie verstärken die Energie, aber sie sind nicht sehr wählerisch. Alle Steine haben sozusagen ihre eigene Persönlichkeit. Edelsteine sind unbekümmert – so ähnlich wie Hundewelpen –, doch manche können gefährlich sein. Gewöhnlich sieht man diese nicht in Steine-Läden oder an den Hälsen von Leuten. Dennoch kann ein Stein-Schamane – jemand, der die Eigenschaften, Schwingungen und heilenden Fähigkeiten von Steinen versteht –, sie dazu verwenden, verschiedene Absichten vorzutäuschen. Gefährliche Edelsteine sind insofern nicht in sich selbst gefährlich, da Edelsteine nur Energie verstärken. Ein gefährlicher Edelstein wäre jedoch einer, der Energie auf solch eine Weise konzentrieren kann, dass er beispielsweise dadurch, dass er auf etwas gerichtet wird, Schaden verursacht. In den Händen von einem Menschen mit einer schlechten Absicht könnte es Schaden bewirken, wenn dieser einen Edelstein mit ausgeprägter Fokussierungsfähigkeit auf jemand anderen richtet. Am besten behandelt man Edelsteine als mächtige Steine, denen man Respekt zollt.

Du magst dich daran erinnern, dass im Alten Testament (2. Buch Mose 28:17-20) ein Brustschild von großer Kraft beschrieben wurde: „Und du sollst sie besetzen mit vier Reihen von Steinen. Die erste Reihe sei ein Rubin, ein Topas und ein Smaragd. Die zweite Reihe ein Rubin, ein Saphir, ein Diamant. Die dritte Reihe ein

Lynkurer, ein Achat, ein Hyazinth und ein Amethyst. Die vierte Reihe ein Chrysolith, ein Karneol und ein Onyx." Diese Steine, so ist überliefert, sollten in ihrer Fülle golden eingefasst werden. Nachdem die Brusttasche gewebt und gefaltet war, wurde sie mit vier Reihen von Edelsteinen verziert: Rubin, Smaragd, Diamant, Karfunkel,. Saphir, Perle, Topas, Türkis, Chrysolith, Onyx, Jaspis. Die vier Reihen entsprachen den vier Richtungen. Seltsam, dass alle die alten Lehren eingeborener Völker auf der ganzen Welt ähnliche Geschichten erzählen und ähnliche Wege anbieten. Das Brustschild war nicht nur ein Teil der Kleidung, das der Heilung dienen und dem Heiler und den zu Heilenden helfen sollte. Es kanalisierte auch die Kraft von oben, um Einsicht und Richtung zu geben und die besten Qualitäten von jedem der Stämme Israels zum Vorschein zu bringen. Jeder Stamm hatte seinen Stein (Schwingung), was heute unglücklicherweise in das Konzept der Geburtssteine verfälscht worden ist.

Das Brustschild kann als Medizinrad gesehen werden. Wir tun das Gleiche, wenn wir trommeln und dabei die vier Richtungen anrufen. Wenn die Steine auf diese Weise verwendet werden, dann dienen sie in der heiligen Geometrie dazu, das Stern-Tetrahedron – den Energiekörper – zu verstärken. Der Träger ist in Zeit und Raum mit allen Dingen, allen Ereignissen verbunden – das Merkaba-Geheimnis. Manchmal zermahlen Medizinmänner Steine zu Pulver, um Farbe herzustellen. In Cowboy-Filmen ist die Kriegsfarbe eine Hauptrequisite, doch es ist ein wenig komplizierter als dieses. Tatsächlich ist die Farbe Medizin, aufgrund der Kraft, welche die Steine tragen. Diese Farbe kann in der Zeremonie für Heilung verwendet werden, doch muss man sehr vorsichtig sein, da manche Steine toxische Eigenschaften haben, die gefährlich sein können, wenn sie eingeatmet oder durch die Haut absorbiert werden. Darüber hinaus können für weitere Heilungsqualitäten Kräuter mit dem Steinpulver vermischt werden. Diese Farbe kann auf der Pflanze oder dem Tier, die behandelt werden sollen, auf der *kachina* oder als Teil einer Opfergabe an die Mächte in der Zeremonie verwendet werden.

Wenn du Steine für die Heilung einsetzt, dann sprich mit den Steinen, so wie du mit Pflanzen und Tieren sprechen würdest – in der Meditation, beim Trommeln oder auf der schamanischen Reise –, um herauszufinden, welche sich für die Verwendung anbieten. Suche sie dann entsprechend aus. Arrangiere die Steine im heiligen Kreis um das, was du behandeln willst. Ihre Schwingung wird helfen, Heilung herbeizuführen, je nach den Attributen, die die Steine anzubieten haben, und gemäß der Wirkung oder Schwingung, die benötigt wird.[4]

Seelenrückführung von Pflanzen und Tieren

Mit Hilfe einer Rassel verlorengegangene Seelenstücke zurückzuführen, ist eine der einfachsten und kraftvollsten Zeremonien, die man allein ausrichten kann. Wenn sie an Rasseln oder die Ausführung heiliger Zeremonien jeglicher Art denken, so meinen Leute häufig, dass hierfür eine beliebige Anzahl weiterer teilnehmender Menschen notwendig ist. Tatsächlich ist es so, dass bei jeder heiligen Zeremonie viele teilnehmen: Der Schöpfer, der geistige Führer, Geister/Seelen, Mutter Erde, die Vorfahren und die Geister des Landes. Eine ganze Gruppe von Wesen ist anwesend, wann immer Gebete und Zeremonien ausgeführt werden. Die Anzahl von Leuten in Körpern ist unerheblich für die Zeremonie selbst, auch wenn es ein großer Segen ist, Zeremonien mit anderen zu teilen.

Die Rückführung verlorener Seelenstücke ist eine kraftvolle Zeremonie in sich selbst.[5]

Wann immer sich ein Trauma ereignet, sorgt die Verletzung dafür, dass ein Stück der Seelenessenz abgestoßen wird. Direkt vor einem Autounfall will beispielsweise das Bewusstsein des Fahrers nicht anwesend sein, wenn der Körper der Person mit dem Lenkrad zusammenstößt. Daher wird im Moment des Aufpralls ein Stück abgestoßen. Es ist die Aufgabe des Schamanen, in die nicht-gewöhnliche Realität hinauszugehen und das verlorengegangene Stück zurückzuholen. Die einheimischen Völker verstanden dies früher, und wann immer Leute ein Trauma erlebten, so wurden sie sofort wegen Seelenverlust behandelt. Wenn Krieger aus dem Kampf zurückkamen, vermieden sie den Kontakt mit den Dörflern, bis Zeremonien abgehalten worden waren, um sie von dem Blutvergießen zu reinigen und aufgrund des Kriegstraumas verlorengegangene Seelenstücke zurückgeholt worden waren. Seelenverlust kann auch aus vielen anderen Gründen erlebt werden, etwa durch schlechte Beziehungen, durch das Ende einer Beziehung oder den Tod eines geliebten Menschen, durch Scheidung, Kindesmisshandlung, Drogen- oder Alkoholmissbrauch – selbst wenn das auslösende Ereignis Jahrzehnte zuvor geschah.

Symptome des Seelenverlustes beinhalten den Verlust der Lebenskraft, das Gefühl, vom Leben abgetrennt zu sein, Gefühle von Depression oder Selbstmordgedanken, Suchtanfälligkeit, posttraumatisches Stress-Syndrom, übermäßige Trauer oder ein tiefsitzendes Gefühl, dass etwas fehlt. Der beste Weg, um Seelenstücke zurückzuführen, ist es, wenn ein hierfür ausgebildeter Heiler sie zurückholt, obwohl solche Stücke oft auch allein zurückkehren und um die Person herumschweben. In meiner Praxis der Seelenrückführung habe ich häufig festgestellt, dass dann, wenn Menschen sich nach jemandem umschauen, um ihre verlorengegangenen Seelenstücke zurückzuführen, dies bedeutet, dass manche bereits zurückgekommen sind. Da verlorengegangene Stücke oft miteinander verbunden sind, sind manchmal nur ein wenig Anstrengung und Wissen notwendig, um alle verbleibenden Stücke zum Zurückkehren zu bewegen. Rasseln ist häufig genug. Doch dies kann man auch auf Pflanzen und Tiere anwenden. Jede Art von Rassel funktioniert; sie muss nicht verziert oder etwas Besonderes sein. Es kann eine Kinderrassel sein oder eine selbstgemachte aus einer leeren Plastikflasche mit ein paar Steinen darin. Zur Not tut es sogar eine Aspirinflasche (obwohl dies dem Aspirin vermutlich nicht so gut bekommen wird).

Um Seelenstücke durch Rasseln zurückzuführen, errichte zunächst einen heiligen Kreis, vorzugsweise an einem abgeschiedenen Ort in der Natur. Bitte deine Führer, Engel und Krafttiere, dir zu helfen. Danke ihnen mit Affirmationen dafür, dass sie helfen. Als Nächstes mache deinen Kopf frei von Gedanken. Finde deinen Ruhepunkt, öffne dich und vertraue darauf, dass du geschützt bist. Dann beginne zu rasseln mit der Absicht, verlorengegangene Seelenstücke der Pflanze oder des Tieres hereinzurufen. Du erlebst vielleicht merkwürdige Gefühle oder hast ungewöhnliche Einsichten. Schiebe sie nicht weg oder analysiere sie, sondern lasse die Erinnerungen einfach in dein Bewusstsein kommen. Erkenne sie an und lasse sie ziehen. Dies ist die Energie des behandelten Wesens, die sich mit deinem Energiefeld austauscht. Du bist hier ein Zeuge, der es den fehlenden Seelenstücken erlaubt, sich wieder zu setzen.

Sobald das Rasseln beendet ist, lasse einfach die Seelenstücke sich selbst wieder einordnen. Damit meine ich, dass du, wenn du mit dem Rasseln fertig bist, der Pflanze oder dem Tier deine bewusste Absicht des *Zulassens* gibst. Lasse einen Augenblick des Friedens entstehen. Gib einen Moment Raum für das Sich-Setzen oder einen Moment der Stille, wenn du es so sehen willst. Seelenstücke werden ihren Platz finden, während du zuschaust und nachdem du gegangen bist. Doch wenn du einen Moment der bewussten Absicht dafür verwendest, dass du Dingen den Raum gibst, zusammenzukommen, so hilft dies dem Prozess. Wenn du fertig bist, reinige dich selbst, indem du die Affirmation ausgibst, dass aller energetischer Abfall dorthin zurückkehrt, wo er hingehört.

Das Lied der Pflanze oder des Tieres lernen

Wie wir bereits gesehen haben, erlaubt das Anheben unserer eigenen Schwingungsfrequenz uns und allen lebenden Dingen zu heilen. Es zieht sogar göttliche Kräfte an, um mit dem Land in Verbindung zu treten. Indem wir unsere Schwingungsfrequenz anheben, werden wir auch zu kraftvollen Plätzen geführt, und Pflanzen und Tiere werden sich zu uns hingezogen fühlen. Wie David R. Hawkins erklärt, beginnt in den hohen 500er Schwingungsfrequenzen alles über Synchronizität zu geschehen, und die Ereignisse des Lebens entfalten sich in perfekter Ordnung und Harmonie mit präziser Zeitsteuerung.[6] Mit dieser hohen Schwingungsfrequenz möchten wir vielleicht das einzigartige Lied einer Pflanze oder eines Tieres lernen. Dies kann über Trommeln geschehen, was die Schwingungsfrequenz erhöht; durch schamanische Reisen, die unserer energetischen Gestalt das Reisen, Sehen und Hören gestattet; oder durch Meditation, das Praktizieren unserer *Crazy Eights*, unserer Verrückten Achten. Der Gesang einer Pflanze oder eines Tieres ist seine eigene einzigartige Unterschriftsfrequenz als Spezies, mit nur minimalen Unterschieden für den Einzelnen. Heilige Pflanzen, wie etwa der Peyote (eine Kaktusart: Lophophora williamsii), können viele Lieder lehren, weil sie ein größeres Bewusstsein haben, das Verbindungen zu vielen Dinge sowie Durchgänge zwischen den Welten schafft. Um das Lied einer Pflanze oder eines Tieres zu lernen, lausche einfach mit deinem Herzen und praktiziere das Erinnern des *heyoka*. Welche Melodie kommt hervor? Es mag wie eine scheinbar gedankenlose Melodie erscheinen. Manchmal können uns die Tiere im Wald helfen, unsere Aufmerksamkeit auf eine Pflanze zu richten, die uns vielleicht etwas lehren möchte. Der Vogel mag sogar die Melodie der Pflanze imitieren. Dadurch, dass du das Lied des Tieres oder der Pflanze lernst, gibst du dieser Pflanze oder diesem Tier nicht nur den Raum, dir (und anderen Wesen, für die diese Frequenz und das verschlüsselte Wissen notwendig sind) heilen zu helfen, sondern durch das Zurücksingen des Liedes zu der Pflanze oder dem Tier hilfst du diesen auch bei der Heilung, indem du ihre energetische Gestalt mit deiner hinzugefügten Energie verstärkst. Es sollte erwähnt werden, dass sich keine Pflanze und kein Tier selbst angreifen. Wenn du das Lied der Pflanze oder des Tieres gelernt hast, so wirst du immun gegen jeden Schaden von ihnen sein. Moskitos haben beispielsweise ihr eigenes Lied, was sehr ähnlich dem Geräusch ist, dass sie beim Fliegen machen. Wenn du das Lied des Moskitos lernst, wird dich kein Moskito beißen. Sie mögen um dich herumschwirren, das Lied genießen, doch sie werden sich nicht niederlassen. Wenn du die Lieder von Pflanzen oder Tieren lernen möchtest, kannst du gut in den Wald gehen, wo es wenige menschliche Laute gibt, einen heiligen Kreis errichten und trommeln oder meditieren, bis ein Lied hervorzukommen beginnt. Du wirst bemerken, dass das Lied zu einer bestimmten

Pflanze oder einem bestimmten Tier gehört, die du benötigen magst oder die für jemanden, den du liebst, in deiner besonderen Lebenssituation benötigt wird, um Heilung oder Weisheit zu bringen. Wiederhole das Lied, und die Pflanze oder das Tier, die es hervorgebracht haben, werden leuchtender erscheinen als andere Pflanzen oder Tiere in der Umgebung. Die Notwendigkeit für das Lied, die Nische, die es in deinem Leben füllt, wird augenscheinlich werden, und das Lied kann später bei ähnlichen Umständen für dich selbst oder für andere verwendet werden.

Friedensstifter zwischen den Völkern sein

Jetzt, wo du eine Einführung in das Kommunizieren mit Pflanzen und Tieren erhalten hast, bleibt es dir überlassen, das zu üben, was du gelernt hast. Dies erstreckt sich auch auf die Art und Weise, wie du bist. Das *Sein* zu lernen, ist wahrscheinlich die schwierigste Lektion. Es bedeutet, mit sich selbst im Frieden zu sein, damit wir Frieden in die Welt bringen.

Um diese Arbeit zu tun, würdigen wir die Kraft des Friedens, des Genug-Habens, des Wissens, dass uns der Schöpfer zu jeder Zeit das gibt, was wir benötigen. Es entbehrt nicht einer gewissen Komik, dass zu dem Zeitpunkt, wo ich dies schreibe, ein Buch-Bestseller mit dem Titel *The Secret* die Runde macht, der postuliert, dass das Gesetz der Anziehungskraft uns alles geben wird, dessen wir bedürfen.[7] Das Gesetz der Anziehungskraft ist sehr real, und es ist kein Geheimnis, dass es funktioniert. Aber das Geheimnis – *das* Geheimnis – ist nicht, dass die Fülle unsere ist, wenn wir positive Gedanken von Fülle haben, sondern dass die Fülle die ganze Zeit um uns herum besteht und ein aktives Prinzip ist.

Wir haben immer genug. Wir beten immer, nicht nur an Sonntagen oder an Tagen oder Stunden, die dafür vorgesehen sind, und unsere Gebete werden immer beantwortet. Wir müssen nur erkennen, wofür wir beten (was uns das Gesetz der Anziehungskraft bringen soll) und es erkennen, wenn es vor uns liegt.

Wenn wir denken, dass wir mehr benötigen als das, was der Schöpfer uns gibt, dann überlege noch einmal. Was läuft schief? Vielleicht ist es der Gedankenteil. Überlege noch einmal. Hat uns der Schöpfer nicht alles gegeben, was wir auf dieser großen grünen Erde, dieser Mutter, die für alles Leben sorgt, benötigen? Was ist es, was wir meinen erwerben zu müssen, das wir nicht bereits haben oder wissen? Haben wir nicht alle Werkzeuge zu unserer Verfügung, um uns zu geben, was wir benötigen? Dies ist der Weg des Friedens. Nicht zu reagieren, nicht zu wollen, nicht zu erwerben, sondern dankbar zu sein für alles das, was uns gegeben ist, und die Fülle um uns herum zu sehen. Wenn wir meinen, wir benötigen mehr, als wir haben, so sehen wir nicht die Fülle, die uns gegeben ist. Lasse zu, gib Raum, akzeptiere, würdige und sei dankbar. Das ist der Weg des Friedens, der Weg der Fülle. Uns wird es niemals an etwas fehlen, wenn wir erkennen, dass wir immer genau das haben, was wir benötigen. Das ist *das Geheimnis* (Secret). Wenn wir das Gesetz der Anziehungskraft dafür benutzen und herbeizubringen versuchen, was wir wollen, so haben wir immer einen Mangel. Und was ist *versuchen* anderes, als eine Entschuldigung dafür, nicht zu *tun*? Wenn du versuchst, zu essen oder zu trinken, wirst du per Definition nicht erfolgreich sein. Wenn du isst oder trinkst, dann ist die Handlung ausgeführt. Frieden ist kein inaktives Prinzip. Es ist nicht Akzeptanz oder Nachgiebigkeit. Es ist nicht passiv oder träge. Frieden ist eine Art zu *sein*, ein aktives Prinzip. Es ist eine aktive Form des Respekts.

Wie bereits erwähnt, ist die größte Sünde unter den eingeborenen Völkern, unverschämt zu sein. Unter traditionellen Indianern ist das Prinzip des Respekts über die Unmittelbarkeit des Lebens auf alle Wesen in der Welt ausgeweitet. Viele junge Menschen haben dies heute vergessen – und dies ist traurig. Wenn sich ein junger Mensch, oder sogar ein Erwachsener, auf unverschämte Weise verhält, laut, anmaßend oder anschuldigend ist, so ist ein eher traditionell eingestellter Mensch häufig peinlich berührt – nicht wegen des Ärgers, der Ansprüche oder der Anschuldigungen, sondern wegen der Person, die sie erhebt, da dies fehlenden Respekt für das Leben selbst und alle Wesen zeigt. Derartiger Unverschämtheit wird häufig mit Stille begegnet – nicht aus Ärger oder Ablehnung, sondern aus Respekt für das Selbst, für die Person, die einen solchen Mangel an Achtung zeigt. Unglücklicherweise wird Unverschämtheit heute von vielen als Stärke angesehen. Es ist keine. Es ist Schwäche. Frieden, mit seiner zugehörigen Qualität von Geduld, ist wahre Stärke. Die Grundlage dieser Stärke ist Macht – die Macht des Schöpfers.

Der Schöpfer ist mächtig, aber er zeigt diese Macht nicht durch Ärger oder Zurschaustellung von Zerstörung. Natürliche Zerstörung auf der Erde findet immer statt, um Raum für mehr und besseres zu machen: Mehr Leben, mehr Mannigfaltigkeit, mehr Schöpfung. Das ist der Weg des Friedens. Er reißt nieder, aber er baut auf. Es ist ein Prozess, der immer das aufnimmt, was war, und es so verwandelt, dass es etwas sein kann, was besser erschaffen kann. Die Erde, mit dem Schöpfer, wandelt immer im Gleichgewicht und in der Schönheit, und das ist der Weg zum Überleben: Zum Überleben der Welt, zum Überleben der Arten, zum Überleben der Erde selbst. Das Geheimnis für das Überleben aller Wesen, das größte und mächtigste Geheimnis auf Erden, ist der Respekt. Der Respekt, den wir in Harmonie allen Wesen geben, den Pflanzen- und Tiervölkern, den verschiedenen Völkern der Erde und allen Wesen. Es ist die Kraft des Heiligen, die sich von Generation zu Generation erstreckt. Wenn wir eine unserer Hände hochhalten, so sehen wir dies, mit vier Fingern und dem Daumen. Der Daumen ist unser einzigartiges individuelles Selbst; die vier Finger sind das Gleichgewicht unserer Verwandten, Mutter, Vater, Großmutter und Großvater. Wir strecken unsere Hand in Freundschaft aus, jeder Einzelne von uns als Mitglied des Stammes der Fünffinger – ein Volk, alle Farben. Dabei bringen wir mit unseren heilenden Händen Gleichgewicht zu allem, was wir finden.

Wenn wir im Gleichgewicht wandeln, als Kinder von Himmel und Erde, nehmen wir wieder unseren angestammten Platz in der Welt ein, wobei wir uns in angemessener Beziehung zu allen anderen Wesen der Erde befinden. Wenn wir nicht aus Selbstsucht handeln, sondern im Gefühl des Teilens und Anwendens dessen, was wir wissen, so dass alles geheilt und ins Gleichgewicht gebracht werden kann, dann heilen wir die Erde und uns selbst. Dies ist der Heilige Lebensring, in dem wir uns für das respektieren, was wir wirklich sind, und alle Wesen für das achten, was sie wirklich sind. Alle unsere Verwandten und auch wir sind auf den Anderen angewiesen, damit der Kreis nicht unterbrochen wird. Jeder Punkt in diesem Kreis, jedes Wesen – wir selbst sowie Steine, Bäume, Pflanzen oder Vögel – hat seinen Platz in dem Kreis. Es gibt kein oben oder unten, kein besser oder schlechter, alle sind gleichberechtigt in der Aufgabe, den Heiligen Lebensring, diese Welt, in der wir leben, lebendig und im Gleichgewicht zu halten. Im Prozess des Friedens, der der Schöpfer in der Schöpfung ist. Diese Rolle erstreckt sich durch die Zeit, von unseren Vorfahren zu uns selbst, zu unseren Kindern und den Kindern unserer Kinder – in der indianischen Tradition für die nächsten sieben Generationen. Unsere Körper sind reine Beförderungsmittel für den Geist. So wunderbar wie sie sind, sie sind von den anderen körperlichen Attributen von Mutter Erde abhängig, um zu überleben, ebenso wie jedes andere Wesen. Als Kultur sind wir traurigerweise wie ungezogene, unverschämte Kinder, die sich um ihr Verwalteramt der Pflanzen- und Tiervölker sowie Mutter Erde selbst nur unzureichend kümmern. Wenn wir unsere Wege nicht ändern und den Frieden praktizieren, der der Weg der Welt ist, die in Harmonie und im Gleichgewicht miteinander existiert, dann wird unsere Mutter unser Verhalten mit einem derart ewigen Schweigen begrüßen, dass es keine Kinder des Himmels und der Erden mehr geben wird.

Es liegt in unserer Verantwortung, sicherzustellen, dass dies nicht passiert. Unsere Vorfahren haben uns die Werkzeuge und Beispiele dafür gegeben, wie man in Frieden, Harmonie, Gleichgewicht und Schönheit lebt. Wir vergeben uns nichts, wenn wir ihren Fußstapfen, auf die heutige Welt angewendet, folgen. Wir erreichen nur Frieden, Harmonie, Heilung und das Gute. Wir spielen alle eine mächtige Rolle darin, sicherzustellen, dass die Weisheit der Vorfahren ein Teil des Erdenweges jener ist, die uns in den kommenden Generationen folgen werden. Es ist jetzt uns überlassen, als Statthalter unseren Teil zu erfüllen. Wir müssen zum angemessenen Verhältnis zurückkehren – und dies jetzt tun.

Dieses Buch ist als Weg zum *angemessenen Verhalten* gedacht. Wenn du diesen Weg als einen guten ansiehst, so ist es an dir, dem Pfad zu folgen. Wir bringen Heilung in die Welt, indem wir uns selbst ins Gleichgewicht und in die Harmonie bringen und dies mit den Pflanzen- und Tiervölkern teilen. Welch ein wundervolles Geschenk, zu geben und zu erhalten. Die Erde und uns selbst zu heilen, den Zweck unserer Seele als Kinder von Himmel und Erde zu erfüllen.

Wisatologi Nihi! Viele Segenswünsche auf deinem Weg.

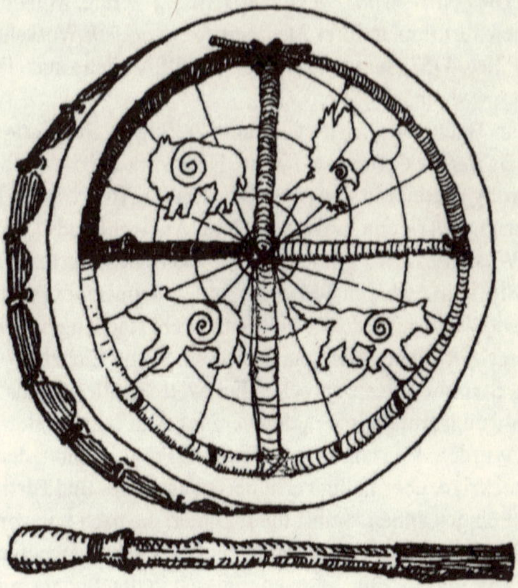

Anmerkungen

Vorwort

1. Der japanische Wissenschaftler Masaru Emoto hat die Willenskraft hinsichtlich des Veränderns der molekularen Zusammensetzung von Wasser ausführlich dokumentiert. Siehe seine Bücher *Die Botschaft des Wassers*. Bd. 1 & 2 (Koha Verlag, Burgrain 2002/2003), oder seine Website: http://www.masaru-emoto.net. Für weitere Informationen zur Umwandlung von Substanzen und Heilzeremonien für die Erde siehe Sandra Ingermans Buch *Heilung für Mutter Erde. Wie wir uns und unsere Umwelt verwandeln können* (Ansata Verlag, München 2003). Für einen Terminplan ihrer *Medicine for the Earth* Workshops schreibe an: P.O. Box 4757, Santa Fe, NM 87502, USA. Siehe auch ihre Website: http://www.shamanicvisions.com.
2. Siehe das Buch von Charles C. Mann: *1491: New Revelations of the Americas Before Columbus*. Knopf, New York 2005.
3. Jane Brody schreibt in *The New York Times* („To Preserve Their Health and Heritage, Arizona Indians Reclaim Ancient Foods", May 12, 1991): In der Wüste Arizonas findet man die wünschenswerten Nahrungsinhaltsstoffe in essbaren Teilen solcher einheimischer Pflanzen wie dem Süßhülsenbaum, dem Cholla- und dem stacheligen Feigenkaktus sowie auch in Tepary-Bohnen, Chia-Samen und Eicheln von lebendigen Eichen. Stammesälteste sprechen liebevoll von diesen einstigen Lieblingsnahrungsmitteln, die in den vergangenen Jahrzehnten nahezu vergessen wurden, als Hamburger, Pommes Frites, Limonaden und andere fette, zuckrige, übermäßig verfeinerte Fast Food- und Fertiggerichte an Beliebtheit gewannen. Selbst die Indianer, die nach wie vor viel Bohnen und Mais verzehren, konsumieren heute Sorten, die wenige oder keine der nahrhaften Vorzüge besitzen, die sich in den Lebensmitteln ihrer althergebrachten Nahrung befanden. Der Mais, der den Amerikanern geläufig ist, enthält beispielsweise schnell verdaute Stärke und Zucker, die den Blutzuckerspiegel anheben, während der für das grobe Maismehl verwendete Mais der ursprünglichen indianischen Diät wenig Zucker enthielt und weitgehend Stärke, die langsam verdaulich ist.
   Auch die Pinto-Bohne, welche die Bundesregierung nun den Indianern gibt (zusammen mit Schmalz, raffiniertem Weizenmehl, Zucker, Kaffee und verarbeiteten Getreiden) ist weitaus schneller verdaut als die Tepa-

ry-Bohnen, die die Tohon O'odham früher zu sich nahmen. Ihr früherer Stammesname ist eigentlich eine verzerrte Form des indianischen Wortes für "das Bohnenvolk". Als Earl Ray, ein in der Nähe von Phoenix lebender Pima-Indianer, sich auf eine traditionellere indianische Ernährung mit Mehl vom Süßhülsenbaum, Tepary-Bohnen, Cholla-Knospen und Chaparral Tee umstellte, nahm er von 239 Pfund auf weniger als 150 Pfund ab und brachte seine starke Diabetes ohne Medikamente unter Kontrolle. In einer von der Bundesregierung finanzierten Studie von elf indianischen Freiwilligen mit Veranlagung zu Diabetes hielt eine Ernährung mit einheimischen Nahrungsmitteln, die reich an Ballaststoffen und komplexen Kohlenhydraten war, die Blutzuckerspiegel konstant und erhöhte die Effektivität von Insulin. Als sie wieder zu einer "Halbfertig- und Fertiggericht-Ernährung" mit wenig Ballaststoffen und der gleichen Kalorienzahl zurückkehrten, schnellte der Blutzucker der Teilnehmer in die Höhe, und ihre Sensitivität zum Insulin nahm ab.
Eine ausgezeichnete Quelle für einheimische Nahrungsmittel und ihre Quellen ist Native Seeds/S.E.A.R.C.H., eine gemeinnützige Organisation, die versucht, die Pflanzensamen, die die indianischen Kulturen mit ihrem Land verbinden, zu schützen. Durch den Schutz von Samen und die Interaktion mit Gemeinschaften arbeitet Native Seed/SEARCH daran, die biologische Vielfalt zu schützen und kulturelle Vielfalt zu zelebrieren. Siehe ihre Website: www.nativeseeds.org/.

4. Siehe Fußnote 2, Mann.
5. Siehe das Buch von Edward O. Wilson: *Der Wert der Vielfalt*. Piper, München 1997.
6. *American Journal of Preventive Medicine*, Jahrgang 20, Nr. 3. Frumkin stellte Forschungen zusammen, die darauf hindeuten, dass Menschen von verschiedenen Arten von Naturerfahrungen profitieren: Kontakt mit Tieren, Pflanzen, Naturlandschaften und der Wildnis. Eine Studie zeigte beispielsweise, dass Gefangene, deren Zellenfenster auf einen Gefängnishof hinausgingen, zu 25 % häufiger krank waren als solche, die einen Blick auf Ackerland hatten. Das Gleiche gilt für Menschen, deren Krankenhauszimmer ein Fenster haben. Nach einer anderen Studie, die Frumkin erwähnt, haben Menschen mit Haustieren einen niedrigeren Blutdruck und niedrigere Cholesterinwerte als solche ohne. Die Beispiele beinhalten niedrigeren Blutdruck, eine erhöhte Überlebenschance nach Herzanfällen und eine bessere Fähigkeit, mit Stress umzugehen. Er stellte fest, dass Kontakt mit Pflanzen, vom Gärtnern bis hin zum

Bäume Betrachten, ebenfalls zur Heilung von körperlichen und mentalen Leiden beitragen konnte. Büroangestellte berichten beispielsweise, dass sie das schlichte Vorhandensein von Pflanzen am Arbeitsplatz ruhiger macht. Dies mag die Grundlage der althergebrachten Heilgärten in Krankenhäusern und der Gartenbau-Therapie sein, die inzwischen in lokalen Krankenhäusern, Kinderkrankenhäusern, Pflegeheimen, psychiatrischen Krankenhäusern und Hospizen weit verbreitet ist. Es ist möglich, dass die Evolution die Menschen mit einer feststehenden Vorliebe für spezifische natürliche Einstellungen programmiert hat. „Menschen in der Frühzeit fanden, dass Orte, an denen man weit schauen konnte, bessere Gelegenheiten boten, Nahrung zu finden und Feinde zu vermeiden", erklärt er. Siehe andere Werke zu Biophilie ("biophilia – love of life and living systems") von Stephen Keller und Lynn Margulis. Das Gegenteil dazu ist die Biophobie, die eine Abneigung zur natürlichen Welt beschreibt.

7. Es war uns eine große Ehre, im Jahr 2005 die Medizinrad-Zeremonie für das Earth Ethics Institute in Miami, Florida, zu zelebrieren – eine der vielen Organisationen, die das angemessene Verhältnis zwischen Ackerbau/Nahrungspraktiken und der Erde unterstützen und ermutigen. Seit 1993 ist das Earth Ethics Institute ein Katalysator für die Einführung einer neuen Art des Denkens für Verwaltung, Lehrkörper, Angestellte und Studenten am Miami Dade College: "Earth Literacy – Erdbildung" unterstützt den Respekt für die Erde und das Leben in all seiner Vielfalt. Das Earth Ethics Institute bietet Ressourcen, Kurse und Programme für die Gemeinschaft des Miami Dade College, die größte College-Gemeinde der Nation, und fördert dabei ein Bewusstsein für gegenseitige Abhängigkeit, ökologische Integrität durch biologische Vielfalt und die natürlichen Prozesse, die das Leben aufrechterhalten. Sie strebt an, diese Werte in der Gesellschaft Südfloridas wie auch darüber hinaus in der erweiterten Gesellschaft der Erde zu fördern. Für weitere Informationen siehe: www.earthethicsinstitute.org.
8. Boyd, Doug. *Mad Bear: Spirit, Healing, and the Sacred in the Life of a Native American Medicine Man*. Touchstone, New York 1994.

Kapitel 1

1. Siehe *USA Today*, 16. März 2006, "Big Bang unfolded in the blink of an eye."
2. Für weitere Informationen zum "Medizinrad" und zu Zeremonien, die damit gestaltet werden können – einschließlich von dir selbst entwickelten –, siehe mein Buch *Heilende Energien von Kraftplätzen und heiligen Orten*, Aquamarin Verlag, Grafing 2008. Illustriert von Annette Waya Ewing.
3. Für weitere Informationen zur DNS siehe: International Chimpanzee Chromosome 22 Consortium, "DNA sequence and comparative analysis of chimpanzee chromosome 22", *Nature*, 429: 382 – 388, 27. Mai 2004.
4. Für weitere Informationen über das Weihen von Orten und das Anrufen der Mächte zur Hilfe siehe mein Buch: *Kraftplätze finden und schützen*
5. Diese Übung ist in meinem Buch *Heilende Energien von Kraftplätzen und heiligen Orten* enthalten. Du wirst feststellen, dass das Medizinrad, das wir verwenden, aus den vier Menschenrassen besteht: Rot, gelb, schwarz und weiß. Die Farben variieren unter den Stämmen und selbst innerhalb der Stämme. Sie können auch für bestimmte Zeremonien, die ein Medizinrad verwenden, variieren.
6. Diese Sichtweise – das Unterteilen der Welt in *tonal* und *nagual* – wird in anderen Büchern zum toltekischen Schamanismus ausreichend erläutert. Für weitere Informationen siehe die Bücher von:
   Carlos Castaneda: *Die Lehren des Don Juan: Ein Yaqui-Weg des Wissens*. Fischer Taschenbuch, Frankfurt 1998.
   Don Miguel Ruiz: *Die vier Versprechen. Ein Weg zur Freiheit und Würde des Menschen.* Ullstein Buchverlage, Berlin 2006.
   Ken Eagle Feather: *Die Spur des Schamanen. Der einzigartige Bericht des indianischen Sehers*. Falken Verlag, Niedernhausen 1998.
   Aufgrund der Popularität dieser Lehren ist die Herangehensweise an die Realität von dieser Perspektive aus zu einer Art der Konsensus-Realität geworden, die die nicht-gewöhnliche Wirklichkeit, oder die schamanische Sichtweise der Welt, bereitwillig annimmt. Sie ist daher einfach auf unsere Sichtweise der Welt zu übertragen.
7. Siehe Drunvalo Melchizedeks Bücher: *Die Blume des Lebens*, Bd. 1 und 2. Koha Verlag, Burgrain 2000. Sie werden gelehrt in Kursen der Flower of Life Research LLC, P.O. Box 55844, Phoenix, AZ 85078. Telefon: +1-602-996-0900; Website: www.floweroflife.org. Sowohl die Bücher als auch die Kurse sind sehr zu empfehlen.

Kapitel 2

1. Es gibt verschiedene Versionen dieser Geschichten; siehe Indigenous People Literature, www.indigenouspeople.net/.
2. Für weitere Geschichten zu Kojote siehe:
   Mourning Dove: *Coyote Stories*. University of Nebraska Press, Lincoln and London 1990.
   Jamie Sams: *Die Traumpfade der Indianerin. Sieben Schritte zu einem bewussten Leben*. Ullstein Buchverlage, Berlin 2006.
   Christopher Moore: *Blues für Vollmond und Kojote*. Goldmann Verlag, München 2008.
   Sams Buch enthält ausgezeichnete Lehren zum Medizinrad, einschließlich der, wie Kojote es anstellt, unsere Pläne und Ideen durcheinanderzubringen. Moore schreibt darüber, Kojote als Krafttier oder Geistführer zu haben, und über die Arten von Tricks, mit denen er hinters Licht führt.
3. Obwohl die Native American Church, die ich von Zeit zu Zeit besuche, die heilige Peyote-Pflanze als mächtiges Sakrament ansieht, ist es nicht notwendig, irgendeine Medizin einzunehmen, um mit Pflanzen und Tieren zu kommunizieren oder sie zu heilen.
4. Einige sehr praktische Bücher zu Kräutern und medizinischen Pflanzen sind die Peterson Field Guides, zum Beispiel:
   A Field Guide to Medicinal Plants and Herbs: Eastern and Central North America. Houghton Mifflin Company, Boston 1999.
   A Field Guide to Edible Wild Plants: Eastern and Central North America. Houghton Mifflin Company, Boston 1999.
5. Diese Technik, auch Gassho-Meditation genannt, wird von William Lee Rand gelehrt, dem Begründer des International Center for Reiki Training. Für weitere Informationen zu Reiki, einschließlich Büchern und Kursen, wende dich an: International Center for Reiki Training, 21421 Hilltop Street, Unit # 28, Southfield, MI 48034, USA. Telefon: 001-800-332-8112. Website: http://www.reiki.org.
6. Seit Jahrtausenden haben Indianer verschiedene Zeremonien praktiziert, um zu lernen, durch Pfeifenfasten oder Visionssuche Kontakt mit dem authentischen Selbst aufzunehmen. Für weitere Informationen siehe mein Buch *Heilende Energien von Kraftplätzen und heiligen Orten*.
7. Siehe das Buch *Alice hinter den Spiegeln* von Lewis Carroll. Insel Verlag, Frankfurt 2008.

8. Für weitere Informationen zum Energiefeld siehe Anmerkung 7, Kapitel 1, in Bezug auf Drunvalo Melchizedek, Heilige Geometrie; verschiedene Übungen, die dieses Wissen erweitern, können in den *Flower of Life*-Kursen erlernt werden.
9. Aufgrund dieses Trommelfeuers der Energie lebe ich nicht in großen Städten; ich mag sie nicht einmal gern besuchen. Ich verbrauche zu viel Energie, um mich zu schützen, es laugt mich aus und macht mich reizbar. Wenn ich in einer großen Stadt leben würde (und ich habe eine Weile in New York gelebt), kann das ständige Erden und Abschirmen zur Gewohnheit werden und ist damit nicht ganz so beschwerlich. Doch ich ziehe eine möglichst abgelegene Region vor, um meinem Energiekörper die Möglichkeit zu geben, sich zu strecken und zu erheben. Sobald die Tür der Wahrnehmung geöffnet ist, ist es unerlässlich, dass wir die Energien mit unserem Urteilsvermögen betrachten und geerdet, in unserer Mitte und geschützt bleiben, egal wo wir sind.
10. Falls du meinen solltest, dass die Fähigkeit, sich in die Energie anderer Menschen einzufühlen, ein Gewinn ist – dies ist es in der Regel nicht. Die Menschen sind ein ständig kochender Kessel von Gedankenfragmenten und wechselnden Gefühlen.
11. Für weitere Informationen zu Tier-Totems und der Energie von Tieren siehe die wunderbaren Bücher von Ted Andrews:
Die Botschaft der Krafttiere: Was die Geschöpfe uns zu sagen haben. Lübbe Verlag, Bergisch Gladbach 2000.
Animal-Wise: The Spirit Language and Signs of Nature. Llewellyn Publications, St. Paul/Minn 1999.
12. Für weitere Beispiele zur Vierten Dimension siehe das Buch von Rudolf Steiner: *Die vierte Dimension: Mathematik und Wirklichkeit*. Rudolf Steiner Verlag, Dornach 1995.
13. Siehe „The Projection of Fourfold Figures upon a Three-Flat“ von T. Proctor Hall, *American Journal of Mathematics,* Vol. 15, Nr. 2, April 1893.
14. Siehe das Buch von Rupert Sheldrake: *Das schöpferische Universum: Die Theorie der morphogenetischen Felder und der morphischen Resonanz*. Nymphenburger, München 2008.
15. Energien betreten jeden Raum durch spezifische Winkel; der Kreis begrenzt diese, sofern die Energien nicht eingeladen sind. Für weitere Informationen hierzu siehe meine Bücher:
Heilende Energien von Kraftplätzen und heiligen Orten und *Kraftplätze*

finden und schützen: In Verbindung mit der Erde neue Lebensenergien erschließen.

16. Jede Gestalt hat ihre eigene Energie, als Teil ihrer heiligen Geometrie. Die Kugel repräsentiert beispielsweise den leeren Raum, das Tetraeder Feuer, das Hexaeder Erde, das Oktaeder Luft, das Ikosaeder Wasser, das Dodekaeder Äther oder Prana. Jedes hat eine Heilkraft, die sich darin ausdrückt, dass es zu allem, was innerhalb seines energetischen Rahmens platziert wird, Harmonie und eine höhere Schwingung bringt. Eine Reihe von indianischen Symbolen haben Macht und sind universell. Golden Eagle, zuvor als Standing Elk bekannt, ein Mitglied der Dakota Ihunktowan Vereinigung von South Dakota, ein spiritueller Ältester und einer der sieben Sundance Häuptlinge der Yankton Sioux, ist Co-Autor des Buches *Maka Wicahpi Wicohan*, das mit Symbolen und Erläuterungen auf seiner Website erhältlich ist: www.star-knowledge.net/. Hier in Lena verwenden wir für Zeremonien häufig das Alphabet der Sternwesen (Delfine und Wale), da die Symbole des Alphabets selbst Macht haben. Für weitere Informationen siehe die Website: Healing the Earth/Ourselves, www.blueskywaters.com.
17. Du kannst von unserer Website Symbole bestellen. Außerdem bietet das International Center for Reiki Training über seine Website www.reiki.org eine Version der Antahkarana zum Herunterladen an.
18. Siehe das Buch von Richard Gerber, M.D.: *Vibrational Medicine: New Choices for Healing Ourselves.* Bear and Company, Santa Fe/N.M. 1996.
19. Siehe das Buch von Chris Bird und Peter Tompkins: *Das geheime Leben der Pflanzen: Pflanzen als Lebewesen mit Charakter und Seele und ihre Reaktionen in den physischen und emotionalen Beziehungen zum Menschen.* Fischer Taschenbuch, Frankfurt 1977.
20. Siehe das Buch von Cleve Backster: *Primary Perception: Biocommunication with Plants, Living Foods, and Human Cells.* White Rose Milennium Press, Anza/Calif. 2003.
21. Für weitere Heilungszeremonien siehe mein Buch: *Kraftplätze finden und schützen: In Verbindung mit der Erde neue Lebensenergien erschließen.*
22. Für das Arbeiten mit göttlichen Wesen beim Reinigen von Orten und beim Entfernen negativer Schwingungen siehe mein Buch: *Heilende Energien von Kraftplätzen und heiligen Orten.*

23. Für weitere Informationen zum Kräftespiel von Gebeten siehe mein Buch: *Kraftplätze finden und schützen: In Verbindung mit der Erde neue Lebensenergien erschließen.*
24. Für weitere Informationen zum Schaffen von heiligen Orten siehe mein Buch: *Heilende Energien von Kraftplätzen und heiligen Orten.*
25. Siehe das Buch von David R. Hawkins M.D., Ph.D.: *Power vs. Force: The Hidden Determinants of Human Behavior.* Hay House, Carlsbad/Calif. 1995.
26. Diese und ähnliche Übungen wurden von der verstorbenen Debra Harrison gelehrt, die mit Dr. Mary A. Lynch ein Wellness-Modell durch Consegrity, Inc. erstellt hat, die allerdings nicht länger aktiv sind. Das Wellness-Modell besteht jedoch weiter als Consilience; siehe Website www.energymirrors.com.
27. Für mehr Informationen siehe Wayne W. Dyer's Buch: *Mit Absicht: Den eigenen Lebensplan erkennen und verwirklichen.* Goldmann Verlag, München 2005.
28. Für mehr Informationen zu Reiki siehe Anmerkung 5.
29. Obwohl diese Methode der Benutzung von Energie durch Reflexion im inzwischen nicht mehr existenten Wellness-Modell Consegrity® und seinem Nachfolger Consilience gelehrt wurde, habe ich ein Problem damit, dass diese Technik ohne Anerkennung des Geistes gelehrt wird. Sie beruht auf mentaler Gymnastik, so dass die Regeln des Praktizierens sich ständig ändern, um den Praktizierenden in der richtigen geistigen Verfassung zu halten. Sie basiert zu sehr auf der linken Gehirnhälfte. Wenn sie ihren Ursprung im Geist hätte, so wären weder die ständig wechselnden Techniken, um die Rationalität der linken Gehirnhälfte zu befriedigen, noch die Unmengen von gedrucktem Material für das Üben notwendig. Ich habe diese Methode eine Weile als Teil meines Medizinbeutels praktiziert, entdeckte jedoch durch die Arbeit mit indianischen Völkern schnell, dass dies kontraproduktiv war. Es erfordert die Benutzung eines Riesenwälzers von geschriebenen Spiegeln und erläuterndem Material, Hunderte von Seiten lang, und sobald ich dies in die Häuser der Menschen trug, wurden diese misstrauisch. In ihren Augen waren die einzigen Menschen, die derartig umfangreiches Schriftwerk mit sich herumtrugen, Rechtsanwälte und Regierungsbeamte; keine von beiden wünschten sie in Zeiten der Not zu sehen.
30. Für weitere Informationen zu Reiki siehe unsere Website: Healing the Earth/Ourselves unter www.blueskywaters.com oder Anmerkung 5.

Kapitel 3

1. Die Foundation for Shamanic Studies lehrt schamanische Reisen in ihren Kursen. Für weitere Informationen siehe: Foundation for Shamanic Studies, P.O. Box 1939, Mill Valley, CA 94942, USA. Tel.: 001-415-380-8282. Website: http://www.shamanism.org.
   Siehe auch die Four Winds Society von Alberto Villoldo unter www.thefourwinds.org.
   Siehe auch Sandra Ingermans Buch: *Die schamanische Reise: Ein spiritueller Weg zu sich selbst,* die eine Trommel-CD and einfache Anleitungen enthält (Ariston, München 2006).
2. Wir bieten CDs zur Unterstützung des schamanischen Reisens auf unserer Website an: Healing the Earth/Ourselves, www.blueskywaters.com. So auch die Foundation www.shamanism.org.
3. Für weitere Informationen zur Kontaktaufnahme mit Geistern, zum Reinigen/Weihen von Landstrichen und zur Förderung von Heilung durch Zeremonie siehe meine Bücher: *Kraftplätze finden und schützen: In Verbindung mit der Erde neue Lebensenergien erschließen* und *Heilende Energien von Kraftplätzen und heiligen Orten.*
4. Es gibt zwei Chemikalien, die bei Schwierigkeiten helfen können, doch wenn du meinst, dass du Hilfe brauchst, musst du ihren Gebrauch zunächst mit deinem Arzt abklären. Beides sind pflanzliche Nahrungsergänzungsmittel in den USA.[1] Das erste ist Melatonin, das das Träumen stimuliert und die Träume bildlicher macht. Wenn notwendig, nimm 3 mg, wie auf der Verpackung des Nahrungsergänzungsmittels angegeben, doch kaufe auf keinen Fall die Version mit der Zeitverzögerungsformel. Nimm es vor dem Schlafengehen ein. Es ist jedoch möglich, dass du damit so viel träumst, dass du keinen erholsamen Schlaf hast. Diese Stimulierung des Gehirnbereichs für das Träumen kann auch beim Erlernen des schamanischen Reisens helfen, da es einen natürlichen Zugang zum Sehen darstellt. Es fördert das Reisen auch, wenn du übst, dich beim Aufwachen an deine Träume zu erinnern (ob du Melatonin nimmst oder nicht) und ein Traum-Tagebuch für das tägliche Aufzeichnen deiner Träume führst. Ich habe über viele Jahre ein Traum-Tagebuch geführt, und viele der Träume haben sich sowohl als prophetisch herausgestellt als auch große Weisheit beinhaltet. Wie gesagt, über viele Jahre fand meine gesamte schamanische Arbeit in der Traumzeit statt, und eingeborene Völker rund um die Welt haben über Jahrtausen-

1 Nicht in Deutschland, Österreich oder der Schweiz (Anm. d. Vlg.)

de so gearbeitet. Mit einer Trommel kannst du die schamanische Reise nach Belieben an- und ausschalten, so dass du jederzeit zu jedem Zweck für sofortige Ergebnisse reisen kannst, auch wenn die Information oder das Wissen, das uns unsere Führer und Krafttiere geben, nicht immer so sein mag, wie wir es erwarten.

Die andere Chemikalie ist Kalium. Wenn man Energiearbeit verrichtet, so verbrennt man in hohem Maße Kalium und kann die Reserven des Körpers erschöpfen. Manchmal hat jemand Probleme mit dem Reisen, weil er zu wenig Kalium im Körper hat. Wenn ich damit rechne, mehrere schamanische Reisen zu machen oder Zeremonien auszurichten, dann nehme ich zuvor 550 mg Kalium-Glukonat. Auch hier gilt, dass du dies zunächst mit deinem Arzt abklären musst, um sicherzustellen, dass dieses Vitaminergänzungsmittel im Gebrauch für dich sicher ist. Es kann für Menschen mit Herzproblemen und hohem Blutdruck sowie einigen anderen Konditionen ungeeignet sein. Kalium in hohen Mengen findet sich auch in den meisten Sportgetränken und auf natürliche Weise in Bananen. Eine Tablette von 550 mg entspricht einer Banane.

Die Gingko-Pflanze kann ebenfalls für die Klarheit helfen, insbesondere wenn sie in Verbindung mit Johanneskraut genommen wird, das auch als Antidepressivum wirkt. sie haben allerdings häufig die Nebenwirkung von Gewichtsverlust. Einige Menschen dürfen diese pflanzlichen Präparate nicht einnehmen; kläre dies also vorher mit einem Arzt ab.

Die hier genannten Informationen sind nicht für jeden zu empfehlen. Sie sind nur gedacht für Leute, die Probleme beim schamanischen Reisen haben, weil bei Hunderten von Leuten, die ich gelehrt habe, dies die einzigen Behinderungen waren, die aufgetreten sind. Wenn du keine Nahrungsergänzungsmittel irgendwelcher Art nehmen kannst, arbeite an den nächtlichen Träumen und führe ein Tagebuch; dies wird dein Gehirn trainieren und die Zugängen ins Wachbewusstsein öffnen helfen.

5. Siehe das Buch von Carlos Castaneda: *Die Reise nach Ixtlan: Die Lehre des Don Juan*. Fischer Taschenbuch, Frankfurt 1998.
6. Für weitere Informationen zum Christus-Bewusstseinsnetz und der Feder von Quetzalcoatl siehe meine vorigen Bücher: *Kraftplätze finden und schützen: In Verbindung mit der Erde neue Lebensenergien erschließen* und *Heilende Energien von Kraftplätzen und heiligen Orten*. Für weitere Informationen zur Akasha-Chronik siehe Ervin Laszlo*: Zu Hause im Universum: Eine neue Vision der Wirklichkeit*. Allegria, Berlin 2005.

7. Diese energetisch durchlässige Schicht ist der Teil von Mutter Erde, den wir ansteuern, um einen Ort zu seinem höchsten Schwingungspunkt zu bringen oder um uns selbst zu unserem höchsten Potenzial zu bringen. Manche nennen es das Bewusstseinsnetz der Christus-Energie, da es tatsächlich als ein Netz über der Erde beschrieben werden kann, das in etwa mit den Ley-Linien korrespondiert, die die Erde wie Energiemeridiane in der Akupunktur überziehen. Viele indianische Völker haben jedoch ein Problem mit der Beschreibung eines heiligen Ortes oder einer heiligen Energie als Christus, was auf ihre Unterwerfung durch ausländische Missionare zurückzuführen ist. Medizinmänner nennen diese energetische Schicht häufig die *Feder von Quetzalcoatl*. Unter westlichen Mystikern und in der metaphysischen Literatur wird diese Schicht als Akasha-Chronik bezeichnet.
8. Carroll, Anmerkung 7, Kapitel 2.
9. Dies ist die von der Foundation for Shamanic Studies vorgeschriebene und gelehrte Art und Weise, siehe Anmerkung 1. Siehe auch das Buch von Michael Harner, dem Begründer der Foundation for Shamanic Studies, der seine Pionierarbeit im Bereich der Auswirkungen des Trommelns in seinem Buch *Der Weg des Schamanen* (Ullstein Taschenbuch, Berlin 2004) erläutert.
10. Siehe Harner, Anmerkung 9.
11. Für die Anleitung zum Klären und Beseitigen von Gespenstern oder Energiefragmenten, Wesen oder anderen ungewollten Energien von deinem Haus oder anderen Orten siehe mein Buch: *Kraftplätze finden und schützen: In Verbindung mit der Erde neue Lebensenergien erschließen.*

Kapitel 4

1. Für weitere Informationen zur heiligen Geometrie von Landformen siehe mein Buch: *Kraftplätze finden und schützen: In Verbindung mit der Erde neue Lebensenergien erschließen.*
2. Siehe Anmerkung 26, Kapitel 2.
3. Siehe Anmerkung 26, Kapitel 2.
4. Für weitere Informationen zum Gebrauch von Steinen siehe das Buch von Melody: *Love is in the Earth: A Kaleidoscope of Crystals.* Earth-Love Publishing House Ltd., Wheat Ridge/Colo. 1995. Für Halsketten mit Heilsteinen siehe unsere Website Healing the Earth/Ourselves, www.blueskywaters.com.
5. Für weitere Informationen zur Seelenrückführung siehe das Buch von Sandra Ingerman: *Die Heimkehr der Seele. Schamanische Selbstheilung.* Ullstein Buchverlage, Berlin 2005. Ich habe die Seelenrückführung von Sandra gelernt, und die Methode ist eine der Hauptstützen meiner Praxis. Um mehr über Ingermans Kurse und Workshops zu erfahren, siehe Anmerkung 1, Vorwort. Zur Seelenrückführung siehe auch The Foundation for Shamanic Studies und Alberto Villoldo, Anmerkung 1, Kapitel 3.
6. Hawkins, Anmerkung 25, Kapitel 2.
7. Byrne, Rhonda: *The Secret – das Geheimnis.* Goldmann Verlag, München 2007.

Glossar

Abschirmen — Durch mentale Absicht eine schützende Energieschicht um sich herum schaffen, um negative Energie von außen abzuleiten.

Animus/Geist — Der Funke des Lebens.

Antahkarana — Altes Heilungssymbol, das über Tausende von Jahren zurückgeht und für Heilungen vor Ort oder in der Ferne verwendet werden kann.

Archetypen — In potenzieller Form existierende Eigenschaften, die manifestiert werden können. Originalmodelle, denen andere ähnliche Dinge nachgebildet werden können.

Aufstieg — Zu einem höheren Bewusstseinsniveau transzendieren; der nächste Schritt in der menschlichen und planetarischen Evolution.

Aura — Wahrgenommene Ausstrahlungen des Energiekörpers; oft als Farben gesehen, die Stimmungslagen, Gedanken oder Potenziale zeigen. Die energetischen Felder, die den physischen Körper umhüllen, einschließlich der physischen, ätherischen, emotionalen, mentalen, astralen, ätherischen Vorlagen, spirituellen und kausalen Felder.

Authentisches Selbst — Wer du wirklich bist – nicht, wer du zu sein meinst oder wer du laut äußeren Quellen bist.

Chakra — Sanskrit für Kreis oder Rad; die energetischen Zentren im Kern des Körpers, miteinander verbunden durch einen zentralen seelischen Energiekanal.

Christus-Bewusstseinsnetz	Auch die *Feder von Quetzalcoatl* genannt. Eine Energieschicht, die die Erde umhüllt und ihr höchstes Potenzial darstellt. Sie ist vermutlich von höheren Wesen, die oft als Aufgestiegene Wesen (auch "Mächte", die "Heiligen") bezeichnet werden, eingerichtet worden, um der Menschheit durch den derzeitigen Wandel der Zeiten zu helfen.
Das Reich wechseln	Die Bewegungen von Gegenständen zwischen den Dimensionen; während sich einige Gegenstände, wie beispielsweise Quarzkristalle, aufgrund ihrer energetischen Zusammensetzung routinemäßig zwischen den Dimensionen bewegen, werden andere verschwinden und nur dann wieder erscheinen, wenn sie sich in der Nähe eines Portals befinden.
Ego	Der Überlebensmechanismus, der Teil der Persönlichkeit ist. Siehe Persönlichkeit.
Einheimische Völker	Eingeborene Kulturen, die die traditionellen naturverbundenen Bräuche praktizieren.
Energie	Feine Kraft, die sich durch Lebenskraft, Schwingung oder Zusammenhalt manifestiert.
Energiekörper	Ein Körper, der jenseits der körperlichen Ebene existiert; bei Menschen erstreckt sich ein solcher Körper rund acht Meter in jede Richtung und setzt sich danach in andere Dimensionen fort. Siehe Aura.
Engel	Lichtboten göttlichen Ursprungs, die Menschen durch das Leben begleiten und für Unterstützung und Inspiration zur Verfügung stehen.
Erden	Sich mit der Erde energetisch verbinden, um sicherzustellen, dass das Bewusstsein nicht aus anderen Dimensionen heraus agiert oder übermäßig von anderen energetischen Kräften beeinflusst wird.
Fasten	Siehe Visionssuche (Vision Quest).

Fluss der Schöpfung	Die Bewegung oder der Stillstand von Energie in einem bestimmten Augenblick, die vom Beginn der Welt entsteht und sich durch die Zeit fortsetzt.
Fraktal	Ein geometrisches Muster, das sich in immer kleineren Maßstäben wiederholt, um Formen und Oberflächen zu produzieren, die nicht von der klassischen Geometrie dargestellt werden können, aber unregelmäßige Muster und Strukturen in der Natur nachbilden können.
Freier Geist	Ein Landgeist, der gewöhnlich naturbelassene Gebiete abseits der Zivilisation oder des Kontaktes mit Menschen bewohnt; Verbündete.
Gebetsstab	Ein verzierter oder einfacher Stock, der durch Gebet eingesegnet wurde. Er ist in Tücher, Bänder oder Wolle gehüllt und meistens in den Boden gepflanzt, um ein Gebet zu tragen.
Gedankenformen	Organisierte Energiemuster, die entweder frei schweben oder an einem Ort eingelagert sind und durch Rasseln oder andere Mittel der Umwandlung aufgelöst werden können.
Geist	Die wesentliche Qualität eines Wesens als ein Ausdruck der Seele; nicht-körperlicher Aspekt eines Menschen, der im Einklang mit der Bestimmung der Seele steht.
Geistführer	Geisthelfer, Seelenbrüder oder -schwestern aus vergangenen oder zukünftigen Leben, oder geistige Lehrer, die für die Entwicklung einer speziellen Seele eine unterstützende Rolle übernommen haben.
Geistsuche	Nur dem zu folgen, was der Geist bestimmt, gewöhnlich für den Verlauf einiger Tage.
Gemeinsam erschaffen	Gemeinsam mit dem Schöpfer als Partner agieren, um positive Energie zu fördern.

Gott im Vergleich zum Schöpfer	Gott ist eins, alles; der Schöpfer ist der aktive Aspekt Gottes, der im Schöpfungswillen ausgedrückt wird.
Göttinnen	Landgeister der höchsten Ordnung, die gewöhnlich mit einem Ort oder einem Merkmal verbunden sind; auch Menschen, die transzendiert sind, aber aus freier Wahl zum Zwecke des Dienens in Geistform auf der Erde verweilen.
Heiliger Kreis	Alle Wesen in unserem Leben – in der Vergangenheit, Gegenwart und Zukunft –, die mit uns verbunden sind; geweihter Kreis für Zeremonien.
Herz- oder Kraftlied	Ein Lied, das die einzigartigen positiven Energien, Charakterzüge und Absichten eines Menschen ausdrückt. Es wird gewöhnlich durch Fasten und Gebet gefunden.
Höhere Kraft	Gott, wie er sich durch unsere höchste Natur ausdrückt.
jederzeit/keine Zeit	Der Zugang zur Gegenwart auf ihrer tiefsten Ebene.
Kachinas	Übernatürliche Wesen, die von den Hopi verehrt werden und als Boten der Geistwelt erscheinen; Geistwesen; Gegenstände, die angefertigt werden können, um die energetischen Körper der Wesen zu repräsentieren.
Klären	Negative Energie zerstreuen (umwandeln). Das Klären von Orten reinigt sie gewöhnlich auch, da der Akt des Klärens die Schwingungsfrequenz steigert.
Kraft- oder Herzlied	Ein Lied, dass die einzigartigen positiven Energien, Charakterzüge und Absichten eines Menschen ausdrückt. Es wird gewöhnlich durch Fasten und Gebet gefunden.

Kraftlinien (Ley-Linien) Raster, die die Erde wiederholt durchkreuzen und potenzielle elektromagnetische Energie halten. Viele Kraftlinien wurden von alten Völkern erkannt, die heilige Stätten auf ihnen bauten.

Kraftort Ein Ort, an dem alle Energien einer Struktur oder eines Landgebietes konzentriert sind.

Krafttier Eine Kraft des Universums in Tierform, das Führung und Schutz bietet; ein Totem.

Lebenskraft-Energie Energie, die uns in der Natur umgibt; Energie, die von der Erde abgegeben wird.

Lela wakan Lakota-Ausdruck für „sehr heilig".

Lichtkörper Energetischer Körper; ein Begriff, der oft benutzt wird, um die Qualität der Energie um eine Person herum, im Gegensatz zu ihrem physischen Körper, auszudrücken. Siehe Merkaba.

Materie Energiemuster, die wir so wahrnehmen, als ob sie Substanz haben.

Medizin Die allen Dingen innewohnende Kraft.

Medizinrad Ein System der amerikanischen Ureinwohner, das Gebet, Meditation und Entdeckung beinhaltet und dabei würdigt, dass das Leben einem Kreis folgt. Die Richtungen des Rades, von denen alle Dinge herrühren sollen, umfassen den Osten (Neuheit, Entdeckung), den Süden (Jugend, Wachstum, Heilung), den Westen (Innenschau, Sonnenuntergang, das innere Licht) und den Norden (Weisheit, die Stammesältesten, die Vorfahren, die Vorangegangenen), der Mittelpunkt (Seele, Geist), oben (Göttlicher Vater) und unten (Erdenmutter).

Meridiane Linien entlang des Körpers, in denen Energie gechannelt wird; zum Zweck der Heilung oft in der Akupunktur und in anderen energie-medizinischen Techniken verwendet.

Merkaba	In der heiligen Geometrie ein Stern-Tetrahedron; ein energetisches Gerüst, dass einen Entwurf bietet, an den sich der Geist anlagert und von der DNS bei Pflanzen und Tieren einen körperlichen Ausdruck schafft. Eine geometrische Form, die den Lichtkörper beinhaltet; ein Energiemuster, das von Tieren, Pflanzen, Steinen und allen Dingen, einschließlich solchen, die von Menschenhand erschaffen wurden, geteilt wird.
Morphogenetisches Feld	Ein universelles Feld, das das Grundmuster eines Gegenstandes verschlüsselt. Vom Griechischen „morphé" (= Form) und „genesis" (= entstehend). Nicht-körperliche Wesen manifestieren sich in der dreidimensionalen Wirklichkeit durch morphogenetische Resonanz.
Nagual	Im Toltekischen Schamanismus das, was wirklich real ist (die nicht-gewöhnliche Wirklichkeit), im Gegensatz zu dem, was wir nach unserer Konsens-Realität als real annehmen; alles, was sein kann. Siehe *tonal*.
Nicht-gewöhnliche Wirklichkeit	Die Wirklichkeit, die gesehen wird, wenn die alltäglichen Einschränkungen und Veranlagungen durch Trance oder andere Methoden ausgeschlossen werden.
Ort	Jeder definierte Bereich, einschließlich der in ihm enthaltenen Objekte.
Persönlichkeit	Alles das, an dem wir festhalten oder von dem wir glauben, dass es uns zu dem Menschen macht, der wir zu sein meinen. Siehe Ego.
Pfeifenfasten	Siehe Visionssuche (Vision Quest).
Portal	Ein starker Wirbel, durch den Gegenstände und Wesenheiten von einer Wirklichkeitsdimension in die andere passieren können, während sie das Reich wechseln.
Prana	Universelle Lebenskraft-Energie.

Rasseln	Eine Rassel schütteln, um Energie aufzulösen.
Räuchern	Verbrennen einer Pflanze, wie beispielsweise Salbei, Zeder oder Mariengras, um die Energie eines Bereiches zu reinigen.
Reiki	Eine japanische Form der Energiemedizin, die mit heiligen Symbolen und Geistführern arbeitet; die Hände werden zum Channeln von Heilenergie verwendet.
Reinigen	Energie durch das Erhöhen ihrer Schwingungsfrequenz in eine höhere, positivere Form umwandeln.
Ruhepunkt	Ein innerer Ort völliger Ruhe und Stille, aus dem Intuition und Kreativität entspringen und Gleichgewicht gefunden werden kann; die Quelle des Seins.
Schamane	Sibirischer Begriff, der bedeutet: „Der, der im Dunkeln sieht"; ein Mensch, der mit Hilfe von Erdenergie, Geistführern und Krafttieren zu Einsichten gelangt; ein Medizinmann oder eine Medizinfrau.
Schöpfungswille	Die Energie des Augenblicks, die sich von einem Zustand zum anderen bewegt; das Potenzial, sich in eine andere Manifestation zu verwandeln.
Schwingungsfrequenz/Schwingungsrate	Das messbare Energieniveau, das eine Person, ein Ort oder ein Gegenstand besitzt; je höher die Frequenz, desto näher befinden sie sich an der Quelle oder in optimaler, gesunder Einheit.
Seele	Die wesentliche Lebenskraft oder Essenz eines Wesens, die von Leben zu Leben unsterblich ist.
Seelenrückführung	Das Zurückholen von Seelenteilen, von Essenz, die durch ein Trauma verlorengegangen oder von einem anderen Menschen gestohlen worden sind.

Selbstgespräche Der innere Dialog in unserem Kopf; die „Was ist wenn?"-Fragen, „Aber"-Einwände, Urteile und Ängste, die uns davon abhalten, zu sein, wer wir wirklich sind.

Skan Von den Lakota; bedeutet „Kraft des Windes"; eine heilige Kraft der Bewegung; das, was vor Gott existierte; Lebenskraft-Energie; das Prinzip, das Gebete von Gebetsfahnen manifestiert.

Starke Wirbel Durchgänge oder Portale in andere Dimensionen; Bereiche, wo die sich im Fluss befindliche Energie Zeit und Raum beeinflussen kann.

Sternwesen Wesen von den Sternen, denen Kulturen rund um die Welt und zu allen Zeiten nachgesagt haben, dass sie die menschliche Entwicklung beeinflussen. Sie werden an einigen heiligen Plätzen geehrt.

Tesserakt Ein Hyperkubus, auch Achtzell oder Oktachoron genannt; Form in der heiligen Geometrie, die für Zeremonien verwendet wird, in der Kunst häufig in Form eines Engels dargestellt.

Tonal Im Toltekischen Schamanismus die Vorstellung von dem, was real ist (unsere gewöhnliche Konsens-Realität), im Gegensatz zu dem, was wirklich real ist (die nichtgewöhnliche Realität), das *nagual*. Siehe *nagual*.

Umane (Lakota: OO-Mah-ne) Heiliges Symbol für Erdenergie in seiner Rohform, in Stein-Piktogrammen oft dargestellt als Viereck mit von jeder Ecke ausgehenden Energielinien, oder als Viereck mit verlängerten Ecken, um die Kraft darzustellen, die aus allen Ecken des Universums kommt und in alle Ecken hineingeht.

Unoli (Cherokee: You-Know-Lee) Wörtlich übersetzt „Winde“; wird als Bezeichnung für die Mächte der Himmelsrichtungen verwendet.

Umwandlung Das Verwandeln von Energie von einem Zustand zum anderen, so wie das Wandeln von Wasser zu Eis oder Dunst und anders herum; das Verwandeln von negativer oder träger Energie in positive oder aktive Energie, oder das Neutralisieren von Energie, die wieder von der Erde aufgenommen wird. Alte Praktiken beinhalten das Vergraben eines energetisierten Gegenstandes in den Boden, das Verbrennen im Feuer oder das Eintauchen in Wasser.

Verbündete Freie Geister des Landes, die helfen können, natürliche Lebensräume zu heilen und zu schützen.

Verstand Gottes Ausweitung menschlichen Denkens zu höherem Bewusstsein, so weit wie vorstellbar.

Visionssuche (Vision Quest) Eine Zeit, die an einem abgelegenen oder einsamen Ort unter der Anleitung eines spirituellen Ältesten verbracht wird. Sie ist als Gelegenheit zur Entdeckung des inneren Selbst, der Bedeutung des Lebens oder für die Verbindung mit höheren Wesen gedacht.

Wakan Laokota für „heilig“

Wakan-Tanka Lakota für „Großer Geist“, „das Große Mysterium“, Gott.

Zauberstab Langes, dünnes Hilfsmittel, das verwendet wird, um Energie zu leiten, wenn es auf etwas gerichtet wird. Einige sind verziert, mit Schnitzereien, Federn, Perlen und ähnlichem Schmuck, während andere so schlicht wie ein Zweig oder eine Feder sind.

Zentrieren Den Kern des Bewusstseins im Körper aufsuchen; magnetische Energie aus der Erde und elektrische Energie von der Sonne beziehen, um in ausgeglichenem Bewusstsein zu handeln.

Bibliographie

Andrews, Ted. *Die Botschaft der Krafttiere: Was die Geschöpfe uns zu sagen haben.* Lübbe Verlag, Bergisch Gladbach 2000.

Andrews, Ted. *Animal-Wise: The Spirit Language and Signs of Nature*. Llewellyn Publications, St. Paul/Minn.1999.

Backster, Cleve. *Primary Perception: Biocommunication with Plants, Living Foods, and Human Cells.* White Rose Milennium Press, Anza/Calif. 2003.

Bird, Chris und Tomkins, Peter. *Das geheime Leben der Pflanzen: Pflanzen als Lebewesen mit Charakter und Seele und ihre Reaktionen in den physischen und emotionalen Beziehungen zum Menschen.* Fischer Taschenbuch, Frankfurt 1977.

Boyd, Doug. *Mad Bear: Spirit, Healing, and the Sacred in the Life of a Native American Medicine Man*. Touchstone, New York 1994.

Byrne, Rhonda. *The Secret – das Geheimnis*. Goldmann Verlag, München 2007.

Carroll, Lewis. *Alice hinter den Spiegeln*. Insel Verlag, Frankfurt 2008.

Castaneda, Carlos. *Die Reise nach Ixtlan: Die Lehre des Don Juan*. Fischer Taschenbuch, Frankfurt 1998.

Castaneda, Carlos. *Die Lehren des Don Juan: Ein Yaqui-Weg des Wissens.* Fischer Taschenbuch, Frankfurt 1998.

Dyer, Wayne W. *Mit Absicht: Den eigenen Lebensplan erkennen und verwirklichen*. Goldmann Verlag, München 2005.

Dove, Mourning. *Coyote Stories*. University of Nebraska Press, Lincoln and London 1990.

Eagle Feather, Ken. *Die Spur des Schamanen. Der einzigartige Bericht des indianischen Sehers*. Falken Verlag, Niedernhausen 1998.

Emoto, Masuro. *Die Botschaft des Wassers*. Bd. 1 & 2. Koha Verlag, Burgrain 2002/2003.

Ewing, Jim PathFinder. *Kraftplätze finden und schützen: In Verbindung mit der Erde neue Lebensenergien erschließen.* Aquamarin Verlag, Grafing 2008.

Ewing, Jim PathFinder. *Heilende Energien von Kraftplätzen und heiligen Orten.* Aquamarin Verlag, Grafing 2008.

Gerber, Richard, M.D. *Vibrational Medicine: New Choices for Healing Ourselves.* Bear and Company, Santa Fe/N.M. 1996.

Harner, Michael. *Der Weg des Schamanen.* Ullstein Taschenbuch, Berlin 2004.

Hawkins, David R., M.D., Ph.D. *Power vs. Force: The Hidden Determinants of Human Behavior.* Hay House, Carlsbad/Calif. 1995.

Ingerman, Sandra. *Auf der Suche nach der verlorenen Seele. Der schamanische Weg zur inneren Ganzheit.* Ullstein Buchverlage, Berlin 2005.

Ingerman, Sandra. *Die Heimkehr der Seele. Schamanische Selbstheilung.* Ullstein Buchverlage, Berlin 2005.

Ingerman, Sandra. *Die schamanische Reise. Ein spiritueller Weg zu sich selbst.* Ariston Verlag, München 2004.

Ingerman, Sandra. *Heilung für Mutter Erde. Wie wir uns und unsere Umwelt verwandeln können.* Ansata Verlag, München 2003.

Laszlo, Ervin. *Zu Hause im Universum: Eine neue Vision der Wirklichkeit.* Allegria, Berlin 2005.

L'Engle, Madeleine. *Die Zeitfalte.* cbj/Random House, München 2008.

Mann, Charles C. *1491: New Revelations of the Americas Before Columbus.* Knopf, New York 2005.

Medicine Eagle, Brooke. *Buffalo Woman Comes Singing.* Ballantine Books, New York 1991.

Medicine Eagle, Brooke. *The Last Ghost Dance: A Guide for Earth Mages.* Wellspring/Ballantine, New York 2000.

Melchizedek, Drunvalo, *Die Blume des Lebens*, Bd. 1 und 2. Koha Verlag, Burgrain 2000.

Melody. *Love is in the Earth: A Kaleidoscope of Crystals.* Earth-Love Publishing House Ltd., Wheat Ridge/Colo. 1995.

Moore, Christopher. *Blues für Vollmond und Kojote.* Goldmann Verlag, München 2008.

Neihardt, John G. und Schwarzer Hirsch. *Ich rufe mein Volk. Leben, Visionen und Vermächtnis des letzten großen Sehers der Ogalalla Sioux.* Weltbild Verlag Augsburg,1995.

Peterson, Roger Tory, ed. *A Field Guide to Edible Wild Plants: Eastern and Central North America.* Houghton Mifflin Company, Boston 1999.

Ruiz, Don Miguel. *Die vier Versprechen. Ein Weg zur Freiheit und Würde des Menschen.* Ullstein Buchverlage, Berlin 2006.

Sams, Jamie. *Die Traumpfade der Indianerin. Sieben Schritte zu einem bewussten Leben.* Ullstein Buchverlage, Berlin 2006.

Steiner, Rudolf. *Die vierte Dimension: Mathematik und Wirklichkeit.* Rudolf Steiner Verlag, Dornach 1995.

Sheldrake, Rupert. *Das schöpferische Universum: Die Theorie der morphogenetischen Felder und der morphischen Resonanz.* Nymphenburger, München 2008.

Wilson, Edward O. *Der Wert der Vielfalt.* Piper, München 1997.

Ywahoo, Dhyani. *Am Feuer der Weisheit: Die geheimen Überlieferungen der Tsalagi-Indianer.* Theseus Verlag, Berlin 2001.

Über den Autor

Jim PathFinder Ewing ist ein Reiki-Meister, der Schamanismus lehrt und mit seiner Frau Annette Waya Ewing in Lena (Mississippi), USA lebt. Er hält Zeremonien ab und gibt Workshops, Kurse und Vorlesungen an vielen Orten und kann auch für Beratungen kontaktiert werden. Sein Workshop-Programm, das er selbst bestreitet oder sponsort, ist erhältlich unter folgender Adresse:

Jim PathFinder Ewing
P.O. Box 387
Lena, MS 39094
U.S.A.

Um seine kostenlosen monatlichen Online-Nachrichten – „Keeping in Touch" – zu erhalten, besuche seine Website „Healing the Earth/Ourselves" unter http://www.blueskywaters.com.

Jim PathFinder Ewing
Kraftplätze finden und schützen

Jim PathFinder Ewing hat sich seit vielen Jahren das Ziel gesetzt, den Menschen erneut das Wissen um die Kraftplätze zu vermitteln. Dabei zeigt er auf, welchen Beitrag der Einzelne zu leisten vermag, um Kraftplätze wieder zu reinigen und somit ihrer eigentlichen Bestimmung zuzuführen. Ist dies geschehen, stärken und heilen sie sowohl den Menschen als auch die Erde. Ein praktischer Führer zur Reinigung und Heilung der Erde und ihrer Lebewesen!

TB, 140 S., 978-3-89427-392-7

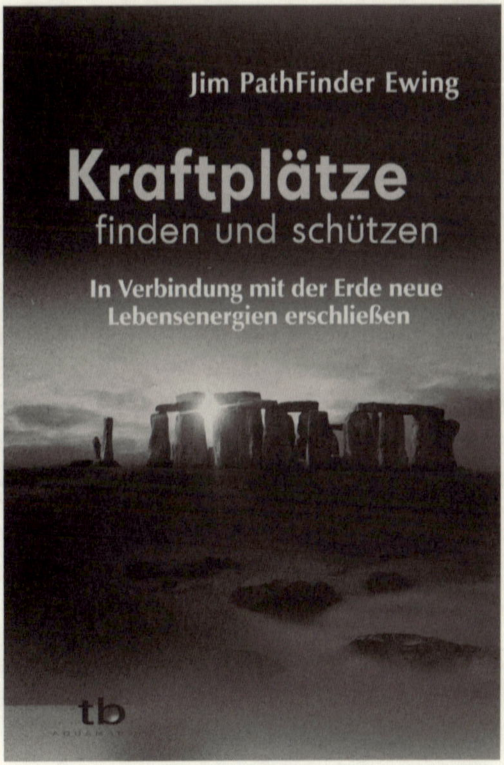
Jim PathFinder Ewing
Kraftplätze
finden und schützen
In Verbindung mit der Erde neue
Lebensenergien erschließen
tb

Jim PathFinder Ewing
Heilende Energien von Kraftplätzen und heiligen Orten

In diesem Buch vertieft der Cherokee-Schamane Jim PathFinder Ewing die Arbeit mit Kraftplätzen in der Natur. Er beschreibt detailliert bestimmte Zeremonien, um sich auf die Kraftfelder der Elemente einzustimmen. Erde, Feuer, Luft und Wasser sowie die in ihnen wohnenden Wesen wirken kraftvoll auf den Menschen ein, wenn er sich bewusst für diese Welt öffnet. Die Natur ist ein wundervoller Heilungskosmos, erfüllt mit zahllosen segnenden Wesen, die nur darauf warten, dass die Menschen sich ihnen zuwenden.

TB, 240 S., 978-3-89427-464-1

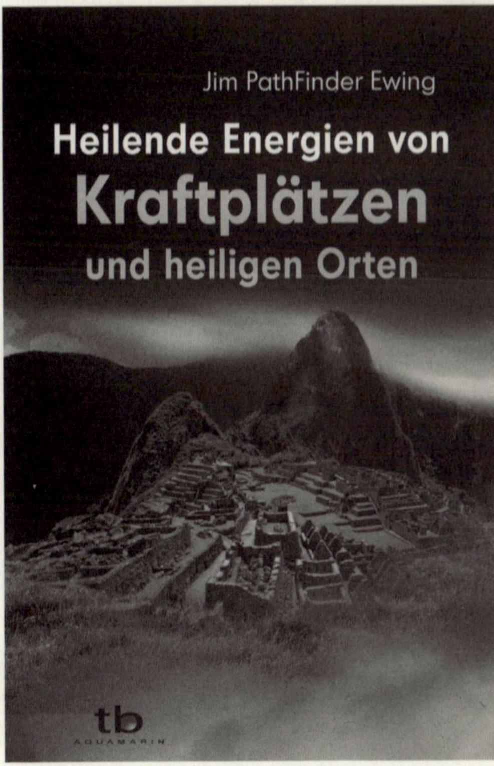
Jim PathFinder Ewing
Heilende Energien von
Kraftplätzen
und heiligen Orten
tb
AQUAMARIN